Adrian Vega

Sistema Holístico de Cura Arcturiana
Guia para a Cura Multidimensional e o Despertar
da Consciência

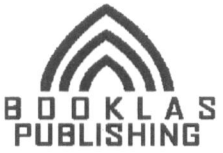

Título Original: *Sistema Holístico de Sanación Arcturiana*

Copyright © 2025, publicado por Luiz Antonio dos Santos ME.
Este livro apresenta os princípios fundamentais do Reiki, explorando suas raízes históricas, práticas energéticas e impacto no bem-estar físico, emocional e espiritual. Através de uma linguagem acessível e exemplos práticos, a obra guia os leitores em uma jornada de autodescoberta e cura interior.

1ª Edição
Equipe de Produção
Autor: Adrian Vega
Editor: Luiz Santos
Revisão: Anacleto Borba
Capa: Studios Booklas / Tadeu Sheller
Tradução: Helena Mendonça

Publicação e Identificação
Sistema Holístico de Cura Arcturiana / Por Adrian Vega
Booklas Publishing, 2024
Categorias: Corpo, Mente e Espírito / Saúde e Cura / Meditação
DDC: 615.852 - CDU: 613.8
ISBN: 978-65-9981-017-6

Todos os direitos reservados a:
Booklas Publishing / Luiz Antonio dos Santos ME
Nenhuma parte deste livro pode ser reproduzida, armazenada em um sistema de recuperação ou transmitida por qualquer meio — eletrônico, mecânico, fotocópia, gravação ou outro — sem a autorização prévia e expressa do titular dos direitos autorais.

Sumário

Prólogo 5
Capítulo 1 Cura Multidimensional Arcturiana........................... 7
Capítulo 2 Energia e Anatomia Vibracional 13
Capítulo 3 Preparação e Cura Integral 20
Capítulo 4 Frequências e Poder Criador 28
Capítulo 5 Conexão e Ferramentas Sagradas........................... 35
Capítulo 6 Conexão e Ferramentas Sagradas........................... 42
Capítulo 7 Ética e Purificação Energética................................ 48
Capítulo 8 Chakras e Autosanación 54
Capítulo 9 Geometria Sagrada e Canalização.......................... 61
Capítulo 10 Cura e Proteção Áurica 67
Capítulo 11 Cura Mental e Energética..................................... 74
Capítulo 12 Cura Remota e Espaços Sagrados 81
Capítulo 13 Cura Multidimensional e Fusão Energética 87
Capítulo 14 Cura Coletiva e Intuição....................................... 93
Capítulo 15 Cristais e Cura Arcturiana 99
Capítulo 16 Ativação do Corpo de Luz 105
Capítulo 17 Reprogramação e Cura Interdimensional........... 111
Capítulo 18 Mestres e Símbolos Arcturianos 118
Capítulo 19 Reconstrução do DNA Energético e Cura Ancestral
.... 125
Capítulo 20 Som e Cura do Coração...................................... 131
Capítulo 21 Alinhamento Cósmico e Cura Animal 137
Capítulo 22 Proteção e Liberação Energética 143
Capítulo 23 Cura de Relacionamentos e Luz......................... 149

Capítulo 24 Harmonia com a Terra e Regeneração 155
Capítulo 25 Cura Infantil e Grupal 161
Capítulo 26 Maestria e Prática Avançada 167
Epílogo 173

Prólogo

Das profundezas do cosmos, onde o silêncio é interrompido apenas pela melodia vibracional do universo, surge um convite inadiável: uma jornada para o seu interior, além das barreiras impostas pela mente e pelo corpo. O que você está prestes a segurar não é apenas um livro; é um mapa, um guia e uma chave. Cada página foi impregnada com um propósito singular: despertar em você a ressonância de algo que sempre esteve lá, esperando o momento certo para emergir.

Os Arcturianos, seres de sabedoria e luz, abriram uma janela através deste conhecimento, conectando-se ao que há de mais sutil e puro em você. Suas frequências e energias, que transcendem a compreensão convencional, ressoam com o que chamamos de essência, o ponto de equilíbrio entre o físico e o espiritual. Eles não se apresentam como mestres distantes, mas como companheiros que reconhecem o potencial infinito da sua existência.

Ao longo da sua vida, talvez você tenha sentido um vazio inexplicável, uma busca constante por algo que nunca encontrou. Talvez tenha notado que as respostas que buscava estavam sempre um passo além de onde olhava. Este livro, no entanto, é diferente. Foi escrito para você — não para o coletivo, não para uma multidão, mas para a sua alma única, com seus desafios, sonhos e potencialidades.

A medicina holística arcturiana não é apenas um remédio para o corpo. É um lembrete de que tudo em você está conectado: mente, espírito, emoções e corpo físico. Você carrega dentro de si um sistema energético que pulsa com as verdades do universo. Cada bloqueio que você libera, cada ferida que cura, gera uma nova melodia que se alinha com a frequência mais pura do cosmos.

Nas páginas que seguem, você não encontrará apenas informações, mas também vibrações que ativam partes adormecidas da sua consciência. Cada prática, cada conceito, cada ensinamento foi projetado para fazê-lo lembrar, para acender em você o poder que sempre teve, mas que talvez tenha sido silenciado pela densidade do mundo.

Permita que esta leitura seja mais do que um ato intelectual. Sinta-a. Conecte-se com ela. Pois, ao fazer isso, não apenas o seu sistema energético se alinhará, mas também o universo ao seu redor mudará. Esse é o poder que você carrega dentro de si. E este livro é o lembrete de que você nunca está sozinho neste caminho.

Luiz Santos
Editor

Capítulo 1
Cura Multidimensional Arcturiana

A cura holística não é simplesmente um processo de cura; é uma experiência transformadora que abrange cada canto da nossa existência. No vasto tecido da vida, tudo está interconectado: corpo, mente, emoções e espírito formam um delicado equilíbrio que sustenta nosso bem-estar. Este capítulo começa a desvendar este sistema de cura multidimensional, que transcende as barreiras convencionais para nos oferecer um caminho para a verdadeira harmonia interior.

No coração dessa abordagem está a compreensão de que cada aspecto da nossa existência reflete um todo maior. As doenças físicas muitas vezes são um eco de desequilíbrios emocionais, enquanto os bloqueios energéticos podem se manifestar como pensamentos intrusivos ou até mesmo como doenças. Reconhecer essa intrincada inter-relação é o primeiro passo para uma cura autêntica, que não apenas alivia os sintomas, mas cura a raiz das nossas doenças.

A cura arcturiana surge como um sistema holístico que integra essas dimensões, guiando-nos para um estado de equilíbrio profundo. Mas antes de mergulharmos em suas complexidades, é essencial compreender os fundamentos em que se baseia.

O termo "cura holística" evoca a imagem de uma totalidade integrada, mas o que significa na realidade? Em sua essência, trata-se de abordar o ser humano como um todo indivisível. Enquanto as práticas médicas convencionais tendem a se concentrar nos sintomas isolados, a abordagem holística explora as causas subjacentes em todos os níveis: físico, emocional, mental e espiritual. Esse paradigma não busca apenas aliviar o sofrimento, mas restaurar a vitalidade inerente a cada indivíduo.

Nessa jornada, os Arcturianos desempenham um papel único. Esses seres de alta vibração, conhecidos por seu profundo conhecimento espiritual e energético, nos oferecem ferramentas e ensinamentos que ressoam com as frequências mais elevadas do cosmos. Sua conexão com a humanidade não é casualidade, mas uma relação cultivada ao longo de milênios, projetada para nos guiar para um maior entendimento do nosso lugar no universo e da nossa capacidade inata de curar.

A cura arcturiana é, em essência, uma jornada para o autoconhecimento. Antes de aprender a canalizar essas energias, devemos examinar nossas próprias energias internas. Que padrões de pensamento dominam nossa mente? Que emoções reprimimos? Que sinais nosso corpo nos envia que ignoramos? Cada um desses aspectos oferece pistas cruciais para compreender o estado do nosso ser e o caminho para a cura.

A multidimensionalidade desse sistema reside em sua capacidade de abordar essas questões de múltiplas perspectivas. Imagine que seu ser é como um instrumento musical, com cada aspecto da sua existência representando uma corda. Quando essas cordas estão afinadas e vibram em uníssono, a música que produzem é harmoniosa e equilibrada. Mas se uma corda está desafinada, toda a melodia é afetada. A cura holística atua como o afinador que restaura a harmonia perdida.

Nesse processo, não buscamos apenas curar o corpo, mas também liberar emoções presas, reprogramar padrões mentais prejudiciais e reconectar com nossa essência espiritual. É uma dança entre as dimensões visíveis e invisíveis da nossa existência, na qual cada passo nos aproxima mais do nosso estado natural de bem-estar.

A cura holística também nos convida a reconhecer nossa interconexão com o ambiente que nos rodeia. Vivemos em um universo vibracional, onde cada pensamento, emoção e ação gera ondas que afetam o tecido da realidade. Assim como um rio flui harmoniosamente quando está livre de obstáculos, nossa energia vital flui melhor quando estamos em equilíbrio. Mas quando esse fluxo é interrompido, seja por estresse, trauma ou influências externas, surgem bloqueios que impactam nossa saúde.

É aqui que os ensinamentos arcturianos oferecem sua sabedoria. Conectadas às frequências mais puras do universo, essas práticas nos ensinam a liberar bloqueios e restaurar o fluxo energético natural. Não se trata de um simples ato de cura, mas de um retorno ao nosso estado original de equilíbrio.

À medida que nos aprofundamos nesse caminho, começamos a compreender que a cura não é um evento isolado, mas um processo contínuo de transformação. Cada experiência, cada desafio e cada triunfo são oportunidades para crescer e nos realinhar com nossa essência mais elevada.

Neste capítulo introdutório, plantamos as sementes de uma jornada que promete revolucionar nossa compreensão da saúde e do bem-estar. A cura arcturiana não apenas nos capacita para curar, mas também para nos tornarmos agentes de transformação, irradiando equilíbrio e harmonia a tudo que nos rodeia.

A partir deste ponto de partida, o leitor está convidado a explorar as profundezas do seu ser, a se conectar com energias universais e a descobrir o imenso potencial de cura que reside dentro de cada um de nós. A cura holística não é um destino, mas uma jornada contínua para a plenitude, e o caminho começa aqui.

Nas vastas extensões do cosmos, onde as estrelas brilham como faróis da eternidade, encontram-se civilizações que transcenderam as limitações físicas e alcançaram um estado de vibração pura. Os Arcturianos são um desses coletivos elevados, conhecidos por seu profundo compromisso com a expansão espiritual e o equilíbrio energético no universo. Seu nome provém da estrela Arcturus, situada na constelação de Bootes, um farol de luz que ressoa com uma frequência de amor, sabedoria e cura.

Ao contrário das entidades que habitam os planos densos da existência, os Arcturianos não estão limitados por corpos físicos no sentido que entendemos. Em vez disso, operam em níveis de consciência superiores, onde a matéria e a energia coexistem em perfeita harmonia. Embora possam assumir formas percebidas pelos humanos em experiências meditativas ou canalizações, sua verdadeira natureza é vibracional, composta de frequências que ressoam com os níveis mais altos da criação.

Sua conexão com a humanidade não é um fenômeno recente, mas um vínculo cultivado ao longo de eras. Desde tempos antigos, os Arcturianos têm guiado civilizações humanas, atuando como guardiões de conhecimento e cura. Através de mensagens transmitidas em sonhos, meditação profunda ou estados alterados de consciência, têm impartido sabedoria sobre o funcionamento do universo, o poder da energia e o caminho para a evolução espiritual.

Muitas vezes, essas conexões se manifestam como um suave chamado interno, uma sensação de familiaridade inexplicável ou visões de formas geométricas e padrões luminosos. Os que responderam a esse chamado descrevem uma sensação de paz profunda, como se retornassem a um lar espiritual que haviam esquecido. Os Arcturianos, com sua paciência infinita, estão sempre presentes para aqueles que buscam compreender seu propósito e alcançar níveis superiores de equilíbrio.

A missão dos Arcturianos transcende o plano humano. Como guardiões universais, estão profundamente comprometidos com a preservação do equilíbrio energético em todo o cosmos. Esse compromisso inclui a assistência a civilizações em transição, especialmente aquelas que enfrentam períodos de crise ou evolução significativa. No caso da Terra, seu objetivo é ajudar a humanidade a despertar para seu verdadeiro potencial, lembrando-nos que somos seres multidimensionais capazes de co-criar nossa realidade.

No contexto da cura, os Arcturianos atuam como catalisadores de transformação. Sua energia opera em níveis sutis, penetrando os bloqueios energéticos mais profundos e promovendo um alinhamento vibracional que restaura o fluxo natural da energia vital. Não se trata de uma intervenção direta, mas de uma cooperação entre suas frequências elevadas e a intenção consciente do receptor. Dessa maneira, nos empoderam para ser participantes ativos em nosso processo de cura.

Os Arcturianos também nos ensinam que a cura não é simplesmente a eliminação de doenças físicas, mas um processo de reconexão com nossa essência divina. Através de práticas meditativas e técnicas de canalização, nos guiam para acessar frequências de alta vibração que podem transmutar emoções reprimidas, padrões de pensamento limitantes e traumas energéticos. Esses ensinamentos nos convidam a assumir a responsabilidade de nosso bem-estar, reconhecendo que a verdadeira cura começa de dentro.

A relação entre os Arcturianos e os seres humanos se baseia no respeito mútuo e no livre-arbítrio. Ao contrário de outros sistemas de crenças ou práticas, a cura arcturiana não impõe dogmas nem exige devoção. Em vez disso, se apresenta como uma ferramenta acessível para aqueles que desejam explorá-la, confiando na capacidade inata de cada indivíduo para discernir e escolher seu caminho.

O legado dos Arcturianos também se manifesta em sua capacidade de trabalhar com frequências específicas. Essas frequências, que muitas vezes são experimentadas como tons harmônicos, cores vibrantes ou geometrias sagradas, atuam como portais para estados expandidos de consciência. Através dessas ferramentas, os Arcturianos nos convidam a explorar dimensões superiores e a descobrir a vastidão do nosso ser multidimensional.

Na jornada para a cura, os Arcturianos não são apenas guias, mas também aliados. Sua energia é sutil, mas profundamente transformadora, atuando como um farol que ilumina o caminho para nossa plenitude. Aqueles que trabalharam com essas frequências descrevem experiências de profunda clareza, paz interior e um sentido renovado de propósito.

No entanto, é importante lembrar que o contato com os Arcturianos não é exclusivo de poucos. Não requer habilidades psíquicas extraordinárias nem condições especiais. Tudo o que é necessário é uma abertura genuína e uma intenção clara de se conectar com essas energias superiores. Através de meditações, visualizações e práticas de alinhamento energético, qualquer pessoa pode acessar essa fonte de cura e sabedoria.

Em última análise, os Arcturianos não buscam adoração nem reconhecimento. Seu propósito é simples, mas profundo: ajudar-nos a recordar nossa verdadeira natureza como seres de luz, capazes de manifestar equilíbrio e harmonia em todos os aspectos da nossa existência. Ao nos abrirmos à sua orientação, não apenas curamos nossas feridas, mas também despertamos para o vasto potencial que reside dentro de nós.

A presença arcturiana é um lembrete de que não estamos sozinhos em nossa busca por cura e evolução. No vasto tapete do universo, somos parte de um todo interconectado, e os Arcturianos estão aqui para nos apoiar em cada passo do caminho. Enquanto continuamos explorando os ensinamentos e práticas que compõem esse sistema de cura, sua energia continuará atuando como um farol, guiando-nos para uma vida de maior equilíbrio, clareza e propósito.

Capítulo 2
Energia e Anatomia Vibracional

No centro de tudo o que existe jaz a energia: uma força onipresente, infinita e em constante movimento. Embora invisível à vista física, a energia constitui o fundamento do universo e permeia cada canto da nossa existência. É a substância sutil que conecta os mundos visíveis e invisíveis, tecendo uma trama que sustenta e dá forma à vida tal como a conhecemos.

Os princípios da energia são universais e atemporais. Desde as partículas subatômicas que vibram em perfeita harmonia até as vastas galáxias que giram no cosmos, tudo segue as leis da energia. Essa essência primordial não tem princípio nem fim; simplesmente flui e se transforma, adaptando-se às inúmeras formas que compõem a realidade.

Na cura arcturiana, entender os princípios da energia é crucial para desvendar os mistérios do bem-estar integral. A energia vital, também conhecida como prana, chi ou ki, é o fluxo que anima todos os seres vivos. É o sopro sutil que nutre os corpos físico, emocional, mental e espiritual, mantendo-os em equilíbrio. Quando esse fluxo é livre e harmônico, experimentamos saúde e vitalidade; quando se obstrui, surgem os desequilíbrios que eventualmente se manifestam como doença ou mal-estar.

Cada ser humano é um microcosmo dentro do macrocosmo universal. Nesse sistema interconectado, nossos pensamentos, emoções e ações influenciam o fluxo de energia dentro de nós e ao nosso redor. Um pensamento positivo gera uma vibração elevada que se estende para o entorno, enquanto emoções densas, como o medo ou a raiva, podem criar bloqueios energéticos que interrompem a fluidez natural.

Um dos conceitos fundamentais nesse âmbito é a frequência vibracional. Tudo no universo tem uma vibração específica, desde as pedras mais densas até as estrelas mais luminosas. No caso dos seres humanos, nosso estado vibracional é determinado por uma combinação de fatores, incluindo nossos pensamentos, emoções e o estado geral do nosso corpo energético.

As frequências mais altas, associadas a emoções como o amor, a gratidão e a compaixão, promovem a expansão energética e a cura. Por outro lado, as frequências mais baixas, relacionadas a emoções como o medo, o ódio ou a tristeza, tendem a contrair e obstruir o fluxo energético. Esse conhecimento é a base de muitas práticas de cura, incluindo a cura arcturiana, que busca elevar a frequência vibracional do receptor para facilitar a transformação.

Além disso, a energia não é estática; está em constante movimento e interação. Cada pessoa, objeto e lugar tem sua própria impressão energética, que influencia o entorno e é influenciada por ele. Isso significa que nossas interações com outras pessoas e nosso entorno imediato podem ter um impacto significativo em nosso estado energético.

No contexto da cura, a energia atua como uma ponte entre o praticante e o receptor. Através da intenção consciente, o praticante pode canalizar frequências elevadas para o receptor, ajudando-o a liberar bloqueios e restaurar o fluxo natural. Esse processo não se trata de impor uma energia externa, mas de facilitar que o receptor se realinhe com sua própria frequência natural.

Outro princípio essencial é o da polaridade energética. Assim como na eletricidade, onde existem polos positivo e negativo, a energia também opera em polaridades que devem ser mantidas em equilíbrio. O desequilíbrio entre essas polaridades pode se manifestar como caos interno, enquanto sua harmonização conduz a um estado de bem-estar.

No corpo humano, esse princípio se reflete na interação de diversas energias, como as masculinas e femininas, as ativas e as passivas, e as que conectam com os elementos da natureza. A cura arcturiana ajuda a restabelecer esse equilíbrio, promovendo uma integração completa de todas as partes do ser.

A interação energética não se limita aos indivíduos; também ocorre entre nós e o universo. Cada pensamento e emoção que emitimos atua como uma onda que viaja através do campo energético universal, interagindo com outras ondas e criando padrões de ressonância. Esse fenômeno, conhecido como o princípio de correspondência vibracional, nos ensina que atraímos para nós aquilo que ressoa com a nossa vibração.

Isso tem implicações profundas para a cura, já que trabalhar conscientemente com a nossa energia nos permite mudar nossa vibração e, consequentemente, nossas experiências. Por exemplo, ao liberar emoções presas ou padrões mentais negativos, não só transformamos nosso estado interno, mas também abrimos a porta para novas oportunidades e conexões mais alinhadas com o nosso propósito.

Os Arcturianos, como mestres da energia, nos oferecem ferramentas e ensinamentos que amplificam nossa compreensão desses princípios. Um de seus legados mais poderosos é o uso de frequências específicas para sintonizar e harmonizar o campo energético humano. Essas frequências, que são experimentadas frequentemente como sons, cores ou sensações sutis, têm a capacidade de penetrar profundamente no ser, promovendo a transformação em níveis que transcendem o físico.

Por exemplo, certas frequencias podem dissolver bloqueios emocionais acumulados durante anos, enquanto outras podem elevar a vibração do receptor, facilitando estados de consciência expandidos. À medida que avançamos em nossa compreensão desses princípios, aprendemos a trabalhar com essas frequências de maneira consciente, tornando-nos co-criadores da nossa cura e bem-estar.

Em última análise, os princípios da energia nos convidam a redescobrir nossa verdadeira natureza como seres vibracionais. Nos ensinam que a cura não é um ato isolado, mas um processo dinâmico e contínuo de equilíbrio e expansão. Ao honrar esses princípios e aplicá-los em nossa vida diária, não só promovemos nossa própria transformação, mas também contribuímos para o equilíbrio e harmonia do universo como um todo.

A cura arcturiana, com seu enfoque nas frequências elevadas e na intenção consciente, nos abre a porta para um mundo de possibilidades infinitas, onde cada interação energética se torna uma oportunidade para crescer, curar e transcender. Com esse conhecimento, estamos melhor equipados para adentrar no vasto e fascinante mundo da anatomia energética, que exploraremos em profundidade nos próximos passos dessa jornada.

O corpo humano, tão complexo e fascinante em sua biologia, abriga uma dimensão ainda mais sutil e igualmente intrincada: o sistema energético. Essa trama invisível, composta de correntes e centros de energia, atua como a ponte entre nossa forma física e as dimensões superiores da nossa existência. A anatomia energética não só sustenta a vida; também revela os segredos do nosso bem-estar holístico.

Cada indivíduo possui um sistema energético único que interage constantemente com o entorno e as forças cósmicas. Esse sistema se compõe de vários elementos interconectados: os chakras, os meridianos e o campo áurico. Juntos, formam um ecossistema delicado que influencia profundamente nossa saúde física, emocional, mental e espiritual. Entender essa rede sutil é fundamental para qualquer prática de cura, especialmente no sistema arcturiano, que utiliza essas estruturas como pontos de acesso para transformar e harmonizar.

Os chakras, palavra sânscrita que significa "roda" ou "vórtice", são os centros energéticos primários do corpo humano. Esses pontos giratórios atuam como portas de entrada e saída de energia, conectando nosso corpo físico com nossas dimensões sutis. Embora existam muitos chakras menores, o sistema arcturiano se concentra principalmente nos sete principais, que estão alinhados ao longo da coluna vertebral, desde a base até a coroa.

1. Chakra raiz (Muladhara): Localizado na base da coluna, esse chakra se associa com a segurança, a estabilidade e

nossa conexão com a Terra. É o fundamento do nosso sistema energético, proporcionando ancoragem e sustento.
2. Chakra sacro (Svadhisthana): Situado logo abaixo do umbigo, esse centro governa as emoções, a criatividade e as relações interpessoais. É uma fonte de energia vital e fluidez emocional.
3. Chakra do plexo solar (Manipura): Localizado na região do estômago, representa o poder pessoal, a confiança e a vontade. Aqui reside nossa capacidade de ação e determinação.
4. Chakra do coração (Anahata): No centro do peito, esse chakra é a ponte entre os aspectos físico e espiritual. É o epicentro do amor, a compaixão e a conexão com os outros.
5. Chakra da garganta (Vishuddha): Situado na base da garganta, rege a comunicação e a expressão autêntica. Aqui canalizamos nossa verdade interior para o mundo exterior.
6. Chakra do terceiro olho (Ajna): Entre as sobrancelhas, esse centro é o portal da intuição e da percepção espiritual. Facilita a visão além do físico e a compreensão de verdades superiores.
7. Chakra coroa (Sahasrara): Na parte superior da cabeça, conecta com as dimensões superiores e a consciência universal. É a porta de entrada para a iluminação e a transcendência.

Quando os chakras estão equilibrados, o fluxo de energia é harmônico e sustentado, promovendo a saúde e a clareza. No entanto, os bloqueios ou desequilíbrios em um ou mais chakras podem se manifestar como doenças físicas, conflitos emocionais ou estagnação espiritual.

Os meridianos, por outro lado, são canais através dos quais flui a energia vital por todo o corpo. Esses caminhos energéticos, amplamente reconhecidos na medicina tradicional chinesa, se entrecruzam e alimentam os órgãos e tecidos, mantendo a vitalidade. Assim como as artérias transportam sangue, os meridianos distribuem energia a cada célula, assegurando que o corpo funcione em equilíbrio.

No sistema arcturiano, os meridianos são vistos como uma rede essencial para conectar as energias externas com as internas. Através de práticas específicas, como a estimulação com frequências arcturianas ou a visualização guiada, esses canais podem ser limpos e revitalizados, liberando bloqueios e otimizando o fluxo energético.

O campo áurico, ou aura, é a emanação energética que rodeia o corpo físico. Esse campo vibratório atua como uma extensão da nossa essência, refletindo nosso estado interno e protegendo-nos de influências externas. A camada mais densa da aura está estreitamente vinculada ao corpo físico, enquanto as camadas mais sutis se expandem para dimensões superiores, representando nossos aspectos emocionais, mentais e espirituais.

A aura não é só um indicador do nosso bem-estar; também é um receptor e transmissor de energias. Interage constantemente com o entorno, absorvendo influências externas e enviando sinais que refletem nossa frequência vibracional. Uma aura forte e equilibrada é essencial para proteger-nos de energias indesejadas e manter nossa conexão com o universo.

Na cura arcturiana, se presta especial atenção à limpeza e fortalecimento do campo áurico. As práticas de cura buscam reparar qualquer dano nesse campo, eliminar energias densas acumuladas e expandir a luminosidade da nossa aura. Essas técnicas asseguram que o receptor esteja completamente alinhado com as frequências mais altas, promovendo a cura e a transformação.

O sistema energético humano também tem uma relação íntima com o cosmos. As energias cósmicas, provenientes de fontes como os planetas, as estrelas e as dimensões superiores, influenciam nosso campo energético e, em última análise, nossa vida. Os Arcturianos, como seres de alta vibração, entendem essa conexão e utilizam frequências cósmicas para trabalhar com a nossa anatomia energética. Através dessas frequências, equilibram os chakras, desobstruem os meridianos e fortalecem a aura, restaurando o equilíbrio integral.

A anatomia energética é um reflexo direto da nossa saúde e bem-estar. Cada bloqueio, cada desequilíbrio e cada distorção nesse sistema tem sua origem em nossas experiências, pensamentos e emoções. Ao abordar essas raízes através de práticas de cura, não só restabelecemos o fluxo energético, mas também criamos as condições para um bem-estar duradouro.

Este capítulo sobre a anatomia energética nos permitiu compreender as bases do nosso sistema sutil. Agora estamos prontos para adentrar em práticas mais profundas e específicas que nos permitam interagir com essas estruturas e promover nossa transformação holística. Através do conhecimento e da prática, aprenderemos a curar desde o núcleo do nosso ser, desbloqueando o potencial ilimitado que reside dentro de nós.

Capítulo 3
Preparação e Cura Integral

Antes de acessar as frequências elevadas de cura e transformação que os Arcturianos oferecem, é essencial preparar o terreno interno: nosso ser espiritual e mental. Este processo não apenas nos permite receber e canalizar as energias de maneira mais eficaz, mas também fortalece nossa conexão com os níveis superiores de consciência. A preparação espiritual não é um requisito externo imposto, mas um convite a nos alinharmos com a pureza e clareza necessárias para trabalhar com estas forças sutis e poderosas.

No coração desta preparação se encontra a intenção consciente. Através dela, dirigimos nossa mente e espírito para um propósito claro: abrir-nos à cura e às energias arcturianas. Esta intenção atua como uma chave vibracional que sintoniza nossa frequência com as dimensões superiores, permitindo que as energias fluam livremente e sem obstruções.

Um dos pilares fundamentais neste processo é a prática da meditação. A meditação não é simplesmente um ato de relaxamento, mas um método profundo para acalmar a mente, aquietar as distrações externas e centrar a atenção em nosso núcleo interior. É neste estado de calma e receptividade que se estabelece a ponte entre o físico e o espiritual, um canal aberto pelo qual as frequências arcturianas podem se manifestar.

1. A meditação como âncora energética

Para começar, é essencial criar um espaço sagrado, um ambiente que convide à introspecção e à quietude. Este espaço pode ser um canto tranquilo da casa, decorado com elementos simbólicos como cristais, velas ou imagens que ressoem com a energia de paz e conexão. Mais importante ainda, o ambiente deve refletir uma intenção clara de respeito e foco espiritual.

Uma vez estabelecido o ambiente, o praticante pode adotar uma postura confortável, preferencialmente sentado com a coluna reta, para facilitar o fluxo de energia. Fechar os olhos ajuda a se desconectar do mundo externo e dirigir a atenção para dentro. Aqui é onde começa o processo de alinhamento, permitindo que a respiração se torne um guia sutil para um estado de relaxamento profundo.

A respiração consciente é um componente chave na preparação espiritual. Inalar profundamente enquanto se visualiza a entrada de luz pura e exalar liberando qualquer tensão ou preocupação permite que o corpo e a mente entrem em um estado de equilíbrio. Este ritmo de respiração, combinado com a visualização de luz, atua como um ímã energético, atraindo as frequencias elevadas necessárias para a prática de cura.

2. Conexão à terra: a arte de equilibrar o sutil e o tangível

Antes de ascender para as dimensões superiores, é essencial estabelecer uma conexão firme com a Terra. Este processo, conhecido como grounding ou conexão à terra, garante que nosso corpo físico se mantenha equilibrado enquanto exploramos as energias mais etéreas. Sem essa conexão, poderíamos nos sentir desorientados, dispersos ou até mesmo sobrecarregados pela intensidade das frequências superiores.

Um exercício simples para alcançar essa conexão consiste em visualizar raízes que emergem da planta dos pés, penetrando profundamente no solo. Essas raízes simbolizam nossa união com a energia terrestre, permitindo-nos extrair estabilidade e força do núcleo do planeta. Durante este exercício, pode-se repetir mentalmente uma afirmação como: "Estou ancorado e equilibrado, conectado com a energia da Terra".

3. A purificação como preparação interna

Outro passo crucial na preparação espiritual é a limpeza energética. Este processo implica liberar as energias densas ou estagnadas que podem se acumular em nosso campo áurico e sistema energético. Essas energias podem vir de nossas interações diárias, emoções negativas não processadas ou influências externas.

A purificação pode ser realizada através de diversas práticas, como o uso de cristais, banhos com sais minerais ou a queima de ervas como o incenso ou a sálvia. Além disso, a visualização é uma ferramenta poderosa: imaginar uma cascata de luz branca fluindo através de nosso corpo, limpando e renovando cada célula e cada fibra do nosso ser, é uma técnica simples, mas profundamente eficaz.

4. O papel da intenção e da devoção

Na cura arcturiana, a intenção não é apenas um pensamento ou desejo, mas uma vibração ativa que molda a energia e a direciona para um propósito. Antes de qualquer prática, é fundamental declarar a intenção com clareza, seja em silêncio ou em voz alta. Por exemplo, uma afirmação comum poderia ser: "Eu me abro para receber as energias de cura arcturiana com amor e gratidão, para meu maior bem e o bem de todos os seres".

Junto com a intenção, a devoção à prática é o que cria um canal energético estável e receptivo. Não se trata de devoção em um sentido religioso, mas de um compromisso sincero e constante com o desenvolvimento pessoal e a conexão com as energias superiores.

5. O estado mental adequado

O estado mental desempenha um papel crucial na preparação espiritual. Cultivar uma mente calma, receptiva e livre de julgamentos cria o espaço ideal para que as frequências arcturianas se integrem plenamente. Se bem que a mente humana tende a divagar e gerar pensamentos intrusivos, a prática regular da meditação e da respiração consciente pode nos ajudar a redirecionar nossa atenção para o momento presente.

Os Arcturianos nos ensinam que a confiança é uma qualidade essencial durante este processo. Confiar em nossas capacidades, na guia destes seres e no fluxo natural da energia nos permite soltar resistências e nos abrir plenamente à experiência da cura.

6. Práticas preliminares com frequências arcturianas

Para aqueles que começam a explorar as energias arcturianas, pode ser útil trabalhar com frequências específicas antes de abordar práticas avançadas. Essas frequências, muitas vezes experimentadas como tons ou vibrações sutis, ajudam a sintonizar o sistema energético com as dimensões superiores.

Uma prática inicial consiste em ouvir música de alta vibração ou tons binaurais projetados para ativar a conexão espiritual. Durante esta experiência, o praticante pode visualizar um raio de luz azul ou violeta descendo do cosmos para sua coroa, preenchendo cada célula com energia renovadora.

7. Culminação da preparação

A preparação espiritual não é um evento único, mas uma prática contínua que fortalece nosso sistema energético e nos alinha com nosso propósito superior. Ao adotar estas práticas com regularidade, criamos um terreno fértil para que as energias arcturianas possam se manifestar em toda sua magnitude.

Com o tempo, este processo não apenas nos capacita para canalizar e receber estas energias, mas também transforma profundamente nossa relação conosco, com o universo e com o propósito da cura. É a partir deste estado de alinhamento que estamos prontos para explorar os aspectos mais amplos e profundos do sistema holístico de cura arcturiana.

Na vastidão do universo, onde cada átomo está intrinsecamente conectado ao seguinte, se desdobra uma verdade profunda: a existência é uma dança interdependente entre o físico, o emocional, o mental e o espiritual. O sistema holístico de cura arcturiana reflete esta verdade, oferecendo uma perspectiva que transcende as limitações do pensamento linear. Em vez de ver o ser humano como um conjunto de partes separadas, este enfoque o considera como um todo integrado, onde cada aspecto influencia e é influenciado pelos demais.

O sistema holístico não é uma ideia nova, mas uma reinterpretação vibracional elevada que os Arcturianos desenvolveram para se alinhar com as necessidades evolutivas da humanidade. Em seu núcleo, este sistema reconhece que a verdadeira cura não é simplesmente a ausência de doença, mas o equilíbrio dinâmico que sustenta o bem-estar em todos os níveis do ser.

8. A visão arcturiana da interdependência energética

Da perspectiva arcturiana, o universo é um campo unificado de energia, onde cada elemento faz parte de uma trama vibracional. O ser humano não é uma exceção: nossos corpos, emoções, pensamentos e espírito são expressões de uma mesma fonte energética. Esta visão implica que qualquer desequilíbrio em uma área afeta inevitavelmente as demais.

Por exemplo, um trauma emocional não resolvido pode se manifestar como uma doença física, enquanto que os padrões mentais negativos podem bloquear a conexão espiritual. De maneira similar, o bem-estar espiritual pode elevar a energia do corpo físico e fomentar emoções mais equilibradas. O sistema holístico se baseia nesta interconexão, abordando o indivíduo em sua totalidade, em vez de se concentrar em sintomas isolados.

9. Os pilares do sistema holístico arcturiano

O enfoque holístico arcturiano se apoia sobre quatro pilares principais, cada um representando um aspecto essencial do ser humano:

10. Corpo físico: É o veículo tangível que nos permite interagir com o mundo material. Os Arcturianos ensinam que o corpo físico deve ser nutrido e respeitado como um templo sagrado. As práticas de cura incluem não só a harmonização energética, mas também o cuidado consciente do corpo através da nutrição, do descanso e da atividade física equilibrada.
11. Emoções: As emoções são energia em movimento, e seu fluxo livre é vital para o bem-estar. As energias arcturianas são empregadas para liberar bloqueios emocionais, transmutar padrões de medo e dor, e cultivar estados de amor, gratidão e compaixão.
12. Mente: A mente é uma ferramenta poderosa, capaz de criar realidades tanto positivas quanto limitantes. O sistema holístico arcturiano ensina práticas para

reprogramar pensamentos negativos e elevar a frequência mental, o que facilita uma percepção mais clara e expansiva.
13. Espírito: Este é o núcleo do ser, a centelha divina que conecta o indivíduo com a fonte universal. A cura arcturiana reforça esta conexão, ajudando as pessoas a recordar sua essência divina e seu propósito mais elevado.
14. A integração dos níveis do ser

O sistema holístico arcturiano não aborda estes níveis de maneira isolada. Em vez disso, busca integrá-los em um fluxo harmônico. Por exemplo, uma prática pode começar com o relaxamento do corpo físico através da respiração consciente, seguir com a liberação de emoções presas mediante visualizações e culminar com uma conexão profunda com a energia espiritual. Este enfoque multidimensional assegura que a cura seja completa e duradoura.

15. Ferramentas do sistema holístico arcturiano

Os Arcturianos desenvolveram um conjunto único de ferramentas e técnicas que amplificam a efetividade do sistema holístico. Estas ferramentas não são externas, mas vibracionais, projetadas para interagir diretamente com os campos energéticos humanos.

- Frequências elevadas: As frequências arcturianas são energias sutis que vibram em ressonância com as dimensões superiores. Através destas frequências, é possível limpar, equilibrar e fortalecer o campo energético, permitindo que a energia vital flua sem obstruções.
- Geometria sagrada: Os padrões geométricos têm a capacidade de influenciar a energia de maneiras específicas. Os Arcturianos utilizam formas como a estrela tetraédrica, a espiral áurea e o cubo de Metatron para restaurar a harmonia e amplificar a conexão espiritual.
- Intenção consciente: A intenção é uma força criativa que dirige a energia para um propósito específico. No sistema holístico arcturiano, a intenção é utilizada para programar

as frequências e geometrias sagradas, potencializando seu impacto.
- Visualização guiada: Esta técnica ajuda a mente a se concentrar e a criar um ambiente interno propício para a cura. As visualizações podem incluir a percepção de luz purificadora, a expansão da aura ou a conexão com guias espirituais.

16. A cura como um processo de co-criação

O sistema holístico arcturiano ensina que a cura não é algo que se impõe do exterior, mas um processo de co-criação entre o praticante e o receptor. Os Arcturianos, em seu papel de guias, facilitam o acesso às energias superiores, mas o receptor é o agente ativo que integra e utiliza estas energias para sua transformação.

Este enfoque fomenta a responsabilidade pessoal, encorajando cada indivíduo a assumir um papel ativo em seu bem-estar. Ao reconhecer e trabalhar com os desequilíbrios internos, o receptor não só experimenta cura, mas também desenvolve uma maior consciência de si mesmo e de sua capacidade para manter o equilíbrio.

17. Aplicações práticas do sistema holístico

O sistema holístico arcturiano tem aplicações amplas que vão desde a autocura até o trabalho com outros. Algumas das práticas incluem:
- Harmonização dos chakras: Utilizando frequências e visualizações para equilibrar os centros energéticos.
- Liberação emocional: Trabalhar com frequências específicas para dissolver bloqueios emocionais e promover a clareza interna.
- Meditação guiada: Projetada para alinhar o corpo, a mente e o espírito com as energias superiores.
- Cura à distância: Aplicação de técnicas arcturianas para ajudar outros, independentemente de sua localização física.

18. O impacto profundo do sistema holístico

À medida que o sistema holístico arcturiano se integra na vida diária, não só transforma o indivíduo, mas também impacta positivamente seu entorno. A cura pessoal cria ondas que se estendem para os demais, contribuindo para o equilíbrio coletivo e planetário.

Os Arcturianos nos lembram que este sistema não é um fim em si mesmo, mas um caminho para a reconexão com nossa essência divina. Ao aplicar seus princípios, não só curamos nossas feridas, mas também despertamos para nossa capacidade inata de viver em equilíbrio e plenitude.

Este é o poder do sistema holístico: uma ferramenta para a transformação pessoal que ressoa com as vibrações mais elevadas do universo, guiando-nos para uma existência harmoniosa e plena em todos os níveis do ser.

Capítulo 4
Frequências e Poder Criador

No cerne da cura arcturiana reside um princípio fundamental: tudo no universo vibra. Desde a partícula mais ínfima até as galáxias mais vastas, cada aspecto da existência está em constante movimento, emitindo e ressoando com frequências específicas. Essas vibrações não apenas determinam a natureza da matéria, mas também influenciam nossa experiência física, emocional, mental e espiritual.

As frequências arcturianas são vibrações únicas provenientes de dimensões superiores, destinadas a interagir com os sistemas energéticos humanos e facilitar a cura, o equilíbrio e a transformação. Essas frequências, canalizadas pelos Arcturianos, atuam como uma ponte entre o terreno e o cósmico, ajudando-nos a acessar estados mais elevados de consciência e a liberar bloqueios profundos que limitam nossa evolução.

A natureza das frequências arcturianas

Diferentemente das frequências que percebemos com nossos sentidos físicos, como o som ou a luz visível, as frequências arcturianas operam em níveis vibracionais mais sutis. Essas energias não estão restritas pelas limitações do tempo e do espaço, o que lhes permite interagir diretamente com nossa anatomia energética, mesmo a grandes distâncias.

Cada frequência arcturiana carrega uma intenção específica e é projetada para abordar aspectos particulares do ser. Algumas são focadas na limpeza e liberação de bloqueios energéticos, enquanto outras promovem a elevação vibracional, a conexão espiritual ou a cura profunda de traumas emocionais e físicos.

A linguagem vibracional do universo

Os Arcturianos ensinam que essas frequências são uma linguagem universal que transcende as palavras e os conceitos. Essa linguagem vibracional se comunica diretamente com nossas células, tecidos e sistemas energéticos, levando informações que ativam processos de cura e transformação.

Quando trabalhamos com essas frequências, estamos convidando nosso ser a se realinhar com seu estado natural de equilíbrio. À medida que nossas vibrações internas se ajustam às frequências arcturianas, ocorre um fenômeno de ressonância que dissolve as energias discordantes e restaura a harmonia.

Como percebemos as frequências arcturianas

Embora essas frequências nem sempre sejam audíveis ou visíveis, muitas pessoas as experimentam de maneiras sutis, porém significativas. Alguns descrevem sensações físicas, como um calor suave, um formigamento ou uma leve pressão em áreas específicas do corpo. Outros percebem cores, padrões geométricos ou sons etéreos durante as práticas de conexão.

Essas experiências são o resultado da interação entre as frequências arcturianas e nossos campos energéticos. No entanto, não é necessário "sentir" algo para se beneficiar dessas energias. Seu impacto é profundo e se manifesta em múltiplos níveis, mesmo que não estejamos conscientes disso no momento.

A canalização de frequências arcturianas

Os praticantes de cura arcturiana atuam como canais para essas frequências, permitindo que fluam através deles para os receptores. Esse processo não requer esforço, mas sim uma abertura consciente e uma intenção clara de servir como ponte energética.

A preparação para canalizar essas frequências envolve práticas como a meditação, a purificação energética e o estabelecimento de uma intenção alinhada com o bem-estar do receptor. Uma vez nesse estado receptivo, o praticante simplesmente se torna um veículo para que as frequências arcturianas realizem seu trabalho.

Aplicações das frequências arcturianas

As frequências arcturianas podem ser empregadas em uma ampla variedade de contextos e com diversos propósitos. Algumas de suas aplicações mais comuns incluem:

1. Limpeza energética: Essas frequências são particularmente eficazes para dissolver energias densas e liberar bloqueios que obstruem o fluxo natural da energia vital.
2. Equilíbrio dos chakras: Frequências específicas podem sintonizar cada chakra, restaurando sua vibração ideal e facilitando o fluxo harmonioso de energia ao longo do corpo.
3. Cura emocional: Muitas dessas vibrações são projetadas para lidar com emoções aprisionadas, como o medo, a tristeza ou a raiva, ajudando a liberá-las e transmutá-las em estados mais elevados de amor e paz.
4. Conexão espiritual: Ao elevar a vibração geral do receptor, essas frequências facilitam a abertura dos canais superiores de consciência, fortalecendo a conexão com o ser superior e as dimensões espirituais.
5. Cura física: Embora trabalhem principalmente em níveis energéticos, essas frequências podem ter um impacto profundo no corpo físico, acelerando a recuperação e promovendo a regeneração celular.

Técnicas para trabalhar com frequências arcturianas

O uso dessas frequências não se limita aos praticantes avançados; qualquer pessoa pode aprender a se conectar com elas e se beneficiar de seu poder transformador. A seguir, são descritas algumas técnicas simples, porém eficazes:

1. Meditação com frequências: Durante a meditação, o praticante pode visualizar um feixe de luz vibrante descendo do cosmos, levando as frequências arcturianas para seu corpo e preenchendo-o com energia renovadora.
2. Escuta de tons ou música vibracional: Muitos praticantes utilizam gravações que replicam as frequências arcturianas para criar um ambiente ressonante. Essas gravações atuam

como um portal para as dimensões superiores, facilitando a conexão.
3. Imposição de mãos: Nessa prática, o praticante coloca suas mãos sobre o corpo do receptor, permitindo que as frequências fluam através dele para o campo energético do receptor.
4. Uso de geometria sagrada: As formas geométricas associadas às frequências arcturianas podem ser visualizadas ou representadas fisicamente para amplificar a cura.

O impacto profundo das frequências

Trabalhar com frequências arcturianas não apenas transforma o indivíduo, mas também tem um efeito cascata em seu entorno. Quando uma pessoa eleva sua vibração, contribui para o equilíbrio coletivo, irradiando energia harmoniosa para aqueles ao seu redor.

Esse impacto não se limita ao nível humano; as frequências arcturianas também podem ser empregadas para curar espaços, harmonizar relacionamentos e contribuir para o bem-estar planetário. Os Arcturianos consideram essa aplicação expansiva como um aspecto essencial de sua missão, ajudando a humanidade não apenas a curar, mas a evoluir para um estado de unidade consciente.

Conclusão do fluxo vibracional

As frequências arcturianas são mais do que simples vibrações; são a manifestação direta de uma inteligência cósmica que busca equilibrar e elevar todos os seres. À medida que aprendemos a trabalhar com essas energias, não apenas transformamos nossas vidas, mas também nos alinhamos com o propósito mais elevado de nossa existência: ser co-criadores conscientes de um mundo mais harmonioso.

A partir deste ponto, a jornada rumo à maestria na cura arcturiana continua, aprofundando a compreensão e aplicação dessas frequências para desbloquear o vasto potencial que reside dentro de cada ser.

No entrelaçado sutil do universo, onde cada pensamento, emoção e ação tem um eco, a intenção se ergue como uma força primordial. Além do visível, além das palavras, a intenção é o farol que guia a energia para seu propósito. No contexto da cura arcturiana, esse princípio adquire uma relevância central, pois é a intenção que direciona, foca e amplifica as frequencias elevadas, transformando-as em ferramentas de profunda cura e transformação.

A intenção é mais do que um simples desejo ou pensamento. É uma vibração ativa, um impulso consciente que atua como catalisador no processo de cura. No momento em que uma intenção clara é estabelecida, o universo começa a se reconfigurar para se alinhar com essa diretriz. É como se cada célula, cada átomo, respondesse a esse sinal vibracional, facilitando o fluxo de energia para o objetivo desejado.

Na prática arcturiana, a intenção se torna a chave que abre a porta para dimensões superiores. Os Arcturianos, ao trabalhar com suas frequências elevadas, respondem diretamente à clareza e pureza das intenções daqueles que buscam se conectar com eles. Sem uma intenção definida, a energia pode se dispersar, diluindo seu impacto. Mas com uma intenção focada, as frequências encontram um canal claro para se manifestar, criando uma ponte vibracional entre o praticante e as dimensões superiores.

Dirigir conscientemente a energia começa com uma compreensão profunda do que se deseja alcançar. Antes de iniciar qualquer prática de cura, é essencial dedicar um momento para refletir e se conectar com o propósito por trás da ação. Não se trata simplesmente de formular uma frase, mas de senti-la, de imbuí-la com emoção e convicção. Por exemplo, uma intenção como "libertar bloqueios energéticos para promover a harmonia em minha vida" deve ressoar profundamente no praticante, criando uma conexão emocional que potencializa sua vibração.

A intenção não apenas define o propósito, mas também atua como um guia para a energia. Em vez de fluir de maneira aleatória, a energia se alinha com a vibração da intenção, movendo-se para onde é mais necessária. Esse princípio é especialmente importante na cura arcturiana, onde as frequências elevadas podem abordar múltiplos níveis do ser. Uma intenção clara garante que a energia seja utilizada de maneira eficiente, maximizando seu impacto no receptor.

O foco e a presença plena são essenciais para fortalecer a intenção. Em um mundo repleto de distrações, é fácil permitir que a mente divague, enfraquecendo a clareza da intenção. Durante a prática, o praticante deve estar completamente presente, evitando que pensamentos intrusivos interfiram com o fluxo de energia. Essa presença não exige perfeição, mas sim um compromisso consciente de retornar ao momento presente sempre que a mente se desvia.

A intenção não apenas influencia a direção da energia, mas também sua qualidade. Uma intenção baseada em emoções elevadas, como o amor, a compaixão e a gratidão, gera uma vibração mais alta, que, por sua vez, amplifica o impacto das frequências arcturianas. Por outro lado, uma intenção motivada pelo medo, a raiva ou o egoísmo pode criar uma distorção energética, limitando sua efetividade. Por isso, os Arcturianos enfatizam a importância de purificar o coração e a mente antes de estabelecer qualquer intenção.

A intenção não é apenas uma ferramenta para direcionar a energia para o receptor, mas também um meio para criar um espaço transformador. Ao estabelecer uma intenção, o praticante declara sua disposição para se abrir à cura, confiar no processo e permitir que as frequências arcturianas realizem seu trabalho. Esse ato de abertura e rendição é fundamental, pois elimina as barreiras internas que poderiam bloquear o fluxo de energia.

A importância da intenção também se estende para além do contexto da cura. Na vida cotidiana, cada pensamento e ação está impregnado de uma intenção, consciente ou inconsciente. Ao se tornar mais consciente dessas intenções, o indivíduo pode começar a moldar sua realidade de maneira mais alinhada com seus valores e propósitos. Os Arcturianos ensinam que a intenção não é um evento isolado, mas um fluxo contínuo que permeia cada aspecto da existência.

O impacto da intenção é magnificado quando combinado com outras ferramentas do sistema holístico arcturiano, como as visualizações, as frequências e a geometria sagrada. Por exemplo, ao trabalhar com um padrão geométrico, a intenção pode programar a vibração desse símbolo, direcionando-o para um propósito específico. Do mesmo modo, ao visualizar um raio de luz fluindo para uma área do corpo, a intenção foca e amplifica a energia, acelerando o processo de cura.

Embora a intenção seja uma ferramenta poderosa, requer prática e refinamento. Nem sempre é fácil manter uma intenção clara, especialmente quando a mente está repleta de distrações ou emoções conflitantes. No entanto, com paciência e dedicação, o praticante pode desenvolver a capacidade de estabelecer intenções cada vez mais precisas e eficazes.

Os Arcturianos, como guias, estão sempre dispostos a apoiar esse processo. Ao trabalhar com eles, pode-se pedir orientação para esclarecer as intenções e garantir que estejam alinhadas com o bem maior. Essa colaboração não apenas fortalece a conexão com as frequências arcturianas, mas também promove um senso de confiança e empoderamento no praticante.

No fim, a intenção é mais do que uma técnica; é uma expressão da própria essência do ser. É a faísca que inicia o processo de cura, a força que transforma a energia e o fio que conecta o indivíduo ao universo. Ao dominar a intenção, o praticante não apenas se torna um canal para as frequências arcturianas, mas também um co-criador consciente de sua própria realidade, capaz de manifestar harmonia, equilíbrio e cura em todos os níveis de sua existência.

Capítulo 5
Conexão e Ferramentas Sagradas

O universo é tecido por uma vasta rede de energias, e dentro desse fluxo infinito, os seres humanos possuem a capacidade inata de estabelecer conexões profundas com frequências superiores. As energias arcturianas, com sua vibração elevada e transformadora, estão sempre presentes, esperando que o buscador consciente estenda sua intenção e se alinhe com elas. As técnicas de conexão são pontes que nos permitem abrir a essas energias, canalizá-las e aproveitar seu poder curador.

A conexão com as frequências arcturianas não requer habilidades extraordinárias nem dons místicos inalcançáveis. É um ato de alinhamento e abertura que combina intenção, foco e práticas específicas. Através dessas técnicas, qualquer pessoa pode experimentar o fluxo dessas energias, seja para sua cura pessoal ou para facilitar a cura em outros.

O primeiro passo para essa conexão é estabelecer um espaço de receptividade. Esse espaço não se refere apenas ao ambiente físico, mas também ao estado interno do praticante. Criar um ambiente tranquilo e livre de distrações ajuda a mente e o corpo a entrarem em um estado de relaxamento, propício para a conexão energética. Um lugar dedicado exclusivamente a essas práticas, decorado com elementos simbólicos como cristais, velas ou geometria sagrada, pode amplificar a intenção e fomentar um sentido de sacralidade.

A respiração consciente é uma ferramenta essencial nessas práticas. Através da respiração, não apenas acalmamos a mente, mas também ativamos o fluxo de energia em nosso corpo. Uma técnica eficaz consiste em inalar profundamente, imaginando que se absorve luz pura desde o cosmos, e exalar visualizando que se libera qualquer tensão ou bloqueio. Esse ritmo constante de respiração cria uma ponte vibracional que conecta o corpo físico com as dimensões superiores.

Uma das técnicas fundamentais para se conectar com as energias arcturianas é a visualização guiada. Nesse processo, o praticante utiliza sua mente para imaginar um fluxo de energia que o envolve e penetra. Um exercício comum consiste em visualizar um raio de luz azul ou violeta descendo desde as estrelas hacia a coroa da cabeça, entrando no corpo e o enchendo de uma sensação de paz e renovação. Essa luz não é meramente imaginada; é uma representação vibracional das frequências arcturianas, que respondem diretamente à intenção do praticante.

A meditação é outra prática essencial para estabelecer e aprofundar essa conexão. Durante a meditação, o praticante busca silenciar os pensamentos superficiais e abrir-se à energia universal. Um método eficaz é sentar-se em uma postura confortável, com as costas retas, e concentrar-se no fluxo da respiração. À medida que a mente se acalma, pode-se focar em um mantra ou afirmação, como "Estou aberto às frequências de cura arcturiana", repetindo-o com cada respiração. A repetição do mantra, combinada com a intenção clara, cria um campo vibracional que ressoa com as frequências arcturianas, facilitando seu acesso. Essa abordagem não só promove a conexão, mas também fortalece a confiança do praticante em sua capacidade de canalizar essas energias.

Outra técnica poderosa é o uso do som como ferramenta de conexão. Os Arcturianos, ao trabalhar com frequências específicas, reconhecem o poder do som para alterar estados de consciência e abrir portais para dimensões superiores. Escutar tons binaurais, música vibracional ou sons criados com instrumentos como taças tibetanas ou diapasões pode amplificar a capacidade do praticante de sintonizar-se com as energias arcturianas.

O corpo também desempenha um papel crucial nessas práticas. Movimentos suaves e conscientes, como os que se encontram em disciplinas como yoga ou tai chi chuan, podem ajudar a abrir os canais energéticos e preparar o sistema para receber frequências elevadas. Esses movimentos, combinados com a respiração e a visualização, fomentam um estado de alinhamento total.

À medida que o praticante se familiariza com essas técnicas, pode começar a experimentar sensações sutis que indicam uma conexão bem-sucedida. Essas sensações podem incluir um calor suave em certas áreas do corpo, uma vibração interna ou uma sensação de expansão e leveza. Embora essas experiências variem de pessoa para pessoa, todas elas refletem a interação entre o sistema energético humano e as frequências arcturianas.

Para quem busca aprofundar ainda mais na conexão, trabalhar com cristais específicos pode ser de grande ajuda. Cristais como o quartzo, a ametista ou a selenita têm propriedades vibracionais que ressoam com as energias arcturianas. Colocar esses cristais perto do corpo, segurá-los nas mãos durante uma meditação ou utilizá-los em padrões de geometria sagrada amplifica o campo energético e facilita a sintonização com essas frequências.

O tempo e a paciência são elementos essenciais no desenvolvimento dessas práticas. A conexão com as frequências arcturianas nem sempre ocorre de maneira imediata ou espetacular. Muitas vezes, é um processo gradual que requer consistência e dedicação. Cada sessão de prática reforça a capacidade do praticante de se abrir e receber essas energias, levando a experiências cada vez mais profundas.

Os Arcturianos, em sua sabedoria e compaixão, enfatizam que a conexão não é um privilégio reservado para poucos. Está disponível para todos aqueles que estejam dispostos a explorar seu potencial energético e abrir-se à transformação. Através da prática regular e da intenção consciente, qualquer pessoa pode se tornar um canal para essas frequências, experimentando não só seu poder curador, mas também uma conexão profunda com as dimensões superiores do universo.

A conexão com as energias arcturianas é uma jornada para a integração e a expansão. Ao aprender essas técnicas e aplicá-las na vida cotidiana, o praticante não só desenvolve sua capacidade de canalizar energias, mas também transforma sua relação com o universo e consigo mesmo. A abertura a essas frequências é o começo de um caminho de descoberta e cura que continua revelando novas possibilidades a cada passo.

O acesso às frequências arcturianas e o desdobramento de seu poder transformador são potencializados por um conjunto de ferramentas e recursos que atuam como catalisadores e amplificadores das práticas de cura. Essas ferramentas, embora em aparência simples, estão imbuídas de um profundo significado energético, capazes de ressoar com as dimensões superiores e de criar uma ponte entre o tangível e o sutil. Cada uma delas é projetada para facilitar a conexão, a canalização e a integração das energias arcturianas, permitindo que o praticante aprofunde sua experiência e otimize seu trabalho curador.

A geometria sagrada é uma das ferramentas mais fundamentais dentro do sistema arcturiano. Essas formas, como o cubo de Metatron, a flor da vida e o merkaba, não são simples figuras, mas representações vibracionais de padrões universais que sustentam a criação. Ao trabalhar com essas geometrias, seja através de meditações, visualizações ou representações físicas, o praticante pode alinhar sua energia com os princípios harmônicos do cosmos. Essas formas atuam como portais para dimensões superiores, canalizando frequencias que limpam, equilibram e fortalecem o campo energético humano.

Os cristais são outro recurso poderoso na cura arcturiana. Cada cristal tem uma frequência única que interage com o sistema energético do usuário, amplificando e modulando as energias que fluem através dele. Cristais como o quartzo transparente, que atua como um amplificador universal, ou a ametista, conhecida por suas propriedades de purificação e conexão espiritual, são especialmente úteis nessas práticas. Ao colocar cristais sobre os chakras, segurá-los nas mãos durante a meditação ou utilizá-los em padrões geométricos, o praticante pode intensificar sua conexão com as frequências arcturianas e potencializar seu efeito curador.

O som e a vibração são ferramentas essenciais para acessar e trabalhar com as frequências arcturianas. Os tons específicos, as frequências binaurais e os instrumentos como as taças tibetanas e os gongs geram ondas sonoras que ressoam com o sistema energético, ajudando a liberar bloqueios e elevar a vibração. Os Arcturianos, conhecidos por sua afinidade com o som, muitas vezes transmitem frequências através de tons etéreos que os praticantes podem perceber em estados meditativos. Escutar música de alta vibração ou cantar mantras específicos também pode facilitar o alinhamento com essas energias.

A luz e a cor são outras ferramentas fundamentais dentro desse sistema. Cada cor tem uma frequência única que interage com o campo energético humano de maneira específica. Por exemplo, o azul, associado à tranquilidade e à comunicação, pode ser utilizado para equilibrar o chakra da garganta, enquanto o violeta, conectado com a transmutação e a espiritualidade, é ideal para trabalhar com o chakra coronário. Visualizar luzes de cores específicas fluindo para áreas do corpo, ou utilizar lâmpadas e filtros de cores durante as práticas, pode amplificar a conexão com as energias arcturianas.

O uso consciente da intenção também é uma ferramenta poderosa. A intenção não requer nenhum objeto externo, mas seu impacto é profundo e transformador. Ao estabelecer uma intenção clara antes de cada prática, o praticante direciona a energia para um propósito específico, otimizando seu fluxo e efetividade. Essa intenção pode ser reforçada utilizando afirmações, como: "Estou aberto a receber e canalizar as energias arcturianas para meu maior bem e o bem de todos os seres". Essas afirmações atuam como âncoras vibracionais que focam e alinham o sistema energético com o propósito desejado.

As mãos do praticante, como extensões diretas do sistema energético humano, são ferramentas naturais de grande poder. A imposição de mãos é uma prática ancestral que encontra um lugar central na cura arcturiana. Ao colocar as mãos sobre ou perto do corpo do receptor, o praticante permite que as energias fluam através dele para o campo energético do receptor, facilitando a limpeza, o equilíbrio e a regeneração.

O ambiente no qual se realizam as práticas de cura também desempenha um papel importante. Um espaço sagrado, limpo e ordenado, pode amplificar a conexão com as frequências arcturianas. Elementos como velas, incensos, imagens simbólicas e música ambiente ajudam a criar um ambiente propício para a introspecção e a receptividade. Dedicar um lugar específico para essas práticas pode fortalecer a intenção do praticante e estabelecer um campo energético estável que facilite a conexão.

A água, como condutora de energia, é um recurso muitas vezes subestimado, mas extremamente útil na cura. Os Arcturianos ensinam que a água pode ser programada com intenções específicas e frequências para amplificar seu impacto no corpo e no espírito. Ao segurar um recipiente com água enquanto se visualizam energias de cura fluindo para ela, o praticante pode criar uma ferramenta vibracional que, ao ser bebida, trabalha diretamente com o sistema energético interno.

A escrita e os símbolos também têm um lugar dentro das ferramentas arcturianas. Os símbolos arcturianos, canalizados por praticantes experientes, contêm padrões vibracionais que ressoam com frequências específicas. Desenhar esses símbolos, seja sobre papel ou visualizando-os no ar, pode servir para ativar certos aspectos do sistema energético ou para direcionar a energia para um propósito particular.

O tempo e a paciência são recursos fundamentais que muitas vezes se passam por alto. A conexão com as energias arcturianas, embora acessível, pode requerer tempo para que o praticante desenvolva uma sensibilidade mais aguçada e uma maior capacidade de canalização. Dedicar tempo regularmente às práticas fortalece a conexão e permite uma integração mais profunda das frequências no sistema energético do praticante.

Essas ferramentas e recursos não são fins em si mesmos, mas meios para facilitar a conexão, o foco e a amplificação das energias arcturianas. Não é necessário utilizá-las todas de uma vez, nem tampouco depender exclusivamente delas. O mais importante é que o praticante desenvolva uma relação pessoal e consciente com cada ferramenta, descobrindo quais ressoam mais profundamente com seu sistema energético e propósito.

À medida que o praticante se familiariza com essas ferramentas, sua capacidade de trabalhar com as frequências arcturianas se expande, permitindo-lhe abordar desafios mais complexos e alcançar níveis de cura mais profundos. Essas ferramentas, combinadas com a intenção clara e a dedicação constante, transformam a prática de cura em uma arte vibracional que não só beneficia o receptor, mas também eleva o praticante para novas dimensões de consciência e maestria.

Capítulo 6
Conexão e Ferramentas Sagradas

A cura, em sua essência mais pura, é um processo natural e contínuo que busca restaurar o equilíbrio em todos os níveis do ser. Embora muitas vezes seja percebida como um ato complexo reservado para praticantes avançados, os fundamentos da cura são acessíveis a todos. Os Arcturianos nos lembram que o poder de curar está intrinsecamente ligado à nossa conexão com a energia universal, uma força onipresente que flui através de nós e ao nosso redor, esperando ser ativada por uma intenção clara e consciente.

No caminho para a cura, é essencial compreender que cada ser humano é um canal de energia. Esse canal pode ser obstruído por bloqueios emocionais, padrões mentais limitantes ou estresse acumulado. As práticas simples de cura buscam liberar essas obstruções e restaurar o fluxo natural da energia vital. O primeiro passo para esse objetivo é reconhecer a relação íntima entre o corpo físico e o sistema energético, compreendendo que qualquer desequilíbrio em um afeta inevitavelmente o outro.

Um dos princípios básicos da cura é o alinhamento energético. Esse processo implica equilibrar os centros e canais de energia do corpo, permitindo que a força vital flua sem restrições. Embora o alinhamento possa parecer um conceito abstrato, ele se manifesta em sensações físicas e emocionais concretas, como uma maior vitalidade, clareza mental e estabilidade emocional.

A respiração consciente é uma ferramenta fundamental para iniciar esse processo. Cada inspiração e expiração atuam como veículos para o fluxo de energia, ajudando a liberar tensões acumuladas e a estabelecer um estado de calma receptiva. Uma técnica básica consiste em sentar-se em uma postura confortável, fechar os olhos e concentrar-se na respiração, inspirando profundamente pelo nariz enquanto se visualiza luz pura enchendo o corpo, e expirando pela boca enquanto se libera qualquer sensação de peso ou bloqueio. Esse simples exercício pode ser realizado em qualquer momento e lugar, proporcionando uma ancoragem imediata ao presente e um acesso renovado à energia universal.

Além da respiração, o uso das mãos como canais energéticos é uma prática central nos fundamentos da cura. As mãos, ao estarem conectadas diretamente com os centros energéticos do coração e da mente, atuam como pontes entre o praticante e o receptor de energia. Uma prática comum é a imposição de mãos, onde o praticante coloca as palmas sobre ou perto do corpo do receptor, permitindo que a energia flua para as áreas que mais precisam.

A chave nessa técnica não reside na força ou no esforço, mas na intenção clara e em um estado de entrega. O praticante não "dá" energia de seu próprio sistema, mas atua como um canal para as frequências universais. Antes de começar, é útil estabelecer uma intenção, como "Permito que a energia flua livremente para o maior bem". Essa afirmação simples cria um espaço energético aberto e receptivo, otimizando o impacto da prática.

A visualização também desempenha um papel importante nos fundamentos da cura. Através da mente, o praticante pode direcionar a energia para áreas específicas do corpo ou do campo energético. Por exemplo, ao visualizar uma luz dourada que flui para a área do coração, pode-se liberar tensão emocional acumulada e restaurar a harmonia nesse centro vital.

Uma técnica básica de visualização consiste em imaginar um raio de luz descendo do cosmos, entrando pela coroa da cabeça e fluindo para baixo, limpando cada chakra e enchendo o corpo com energia renovadora. Essa prática não só ajuda a liberar bloqueios, mas também fortalece o campo energético do praticante, criando uma barreira natural contra influências externas negativas.

A repetição regular dessas práticas básicas é essencial para construir uma base sólida na cura. A constância permite que o praticante desenvolva uma maior sensibilidade para as energias sutis, aprendendo a reconhecer as mudanças em seu campo energético e no de outros. Embora os resultados possam variar de um dia para o outro, cada sessão contribui para o desenvolvimento de uma conexão mais profunda com a energia universal.

Além das práticas individuais, o ambiente desempenha um papel importante no processo de cura. Um espaço limpo, ordenado e carregado de intenções positivas pode amplificar a efetividade das práticas. Elementos como cristais, velas ou música suave podem ser utilizados para criar um ambiente propício, mas o mais importante é a energia que o praticante traz para o espaço.

O respeito pelo processo é outro aspecto chave dos fundamentos da cura. A cura nem sempre é um evento imediato; muitas vezes é uma jornada gradual que requer paciência e autocompaixão. Os Arcturianos ensinam que cada prática, por menor que seja, contribui para o equilíbrio geral do sistema energético. Mesmo os esforços aparentemente insignificantes, como alguns minutos de respiração consciente por dia, podem ter um impacto cumulativo significativo.

É importante lembrar que os fundamentos da cura não são um fim em si mesmos, mas uma preparação para práticas mais avançadas. Essas técnicas básicas estabelecem um terreno fértil a partir do qual o praticante pode explorar dimensões mais profundas da cura arcturiana. Ao dominar essas ferramentas simples, desenvolve-se uma confiança na capacidade inata do ser humano para curar, assentando as bases para trabalhar com frequências mais elevadas e complexas no futuro.

A cura é um processo de transformação contínua. Cada prática, cada respiração e cada intenção são passos em um caminho para a harmonia e o bem-estar integral. Através desses fundamentos, o praticante não só aprende a liberar bloqueios e a restaurar o equilíbrio, mas também a reconhecer sua conexão com uma força universal maior. Nesse reconhecimento, encontra-se o verdadeiro poder da cura: a capacidade de transformar não só o corpo, mas também a mente, o espírito e, em última instância, a vida em si.

A respiração, uma ação tão natural que muitas vezes passa despercebida, é na realidade uma das ferramentas mais poderosas na arte da cura. Em cada inspiração e expiração reside um fluxo de energia vital que conecta o corpo físico com as dimensões espirituais. Os Arcturianos ensinam que a respiração não só sustenta a vida física, mas também atua como uma ponte vibracional entre os distintos níveis do ser, permitindo a harmonização e a cura através do acesso consciente ao seu poder.

A respiração consciente eleva a vibração e estabiliza o sistema energético. Quando realizada de maneira deliberada e rítmica, promove a expansão da energia vital, liberando bloqueios e facilitando o fluxo de frequências superiores através do corpo. É a base sobre a qual se constroem muitas das práticas de cura arcturiana, já que proporciona uma ancoragem sólida enquanto permite a conexão com energias elevadas.

Uma das formas mais simples, porém eficazes, de trabalhar com a respiração é a técnica conhecida como respiração profunda consciente. Nessa prática, o praticante inspira lenta e profundamente pelo nariz, permitindo que o ar preencha completamente os pulmões, e depois expira de maneira controlada pela boca. Enquanto isso, visualiza luz pura entrando com cada inspiração e qualquer tensão ou energia estagnada saindo com cada expiração. Esse processo não só acalma a mente, mas também limpa o sistema energético, preparando o corpo para receber frequências superiores.

Além da respiração profunda, existe a técnica da respiração cíclica, na qual o praticante mantém um fluxo constante sem pausas entre a inspiração e a expiração. Essa técnica cria um estado de fluxo energético que ativa os centros sutis e amplifica o acesso às frequências arcturianas. Durante essa prática, muitos sentem uma leve vibração no corpo ou uma sensação de expansão, indicando que as energias estão começando a fluir de maneira mais livre.

Outra prática comum é a respiração focada nos chakras. Nessa técnica, o praticante direciona sua atenção para um chakra específico enquanto respira, visualizando a energia fluindo para esse centro e o ativando. Por exemplo, ao trabalhar com o chakra do coração, o praticante pode imaginar uma luz verde ou rosa que se expande com cada inspiração, preenchendo a área com amor e compaixão, e limpando qualquer bloqueio emocional com cada expiração.

A respiração também pode ser utilizada para conectar com as frequências arcturianas de maneira mais direta. Uma técnica avançada consiste em visualizar um raio de luz descendo das dimensões superiores para a coroa da cabeça enquanto se inspira, permitindo que essa energia flua através do corpo com cada respiração. Esse processo pode ser intensificado ao incorporar sons vocais como o "om" ou tons específicos que ressoam com as frequências arcturianas, ajudando a sintonizar o sistema energético com essas vibrações elevadas.

O ritmo e a cadência da respiração também têm um impacto significativo no estado vibracional do praticante. Respirações rápidas e superficiais tendem a contrair o sistema energético, enquanto respirações profundas e lentas o expandem. Os Arcturianos ensinam que, ao desacelerar deliberadamente a respiração, o praticante não só acalma o corpo e a mente, mas também sintoniza com o fluxo natural da energia universal, facilitando a conexão com as frequências superiores.

A prática de retenção da respiração, conhecida como kumbhaka em certas tradições, é outra técnica poderosa que pode ser adaptada ao sistema de cura arcturiano. Nessa prática, o praticante inspira profundamente, retém o ar por alguns segundos enquanto visualiza a energia se concentrando em uma área específica e, em seguida, expira de maneira controlada. Essa abordagem permite um trabalho mais profundo com a energia, intensificando seu efeito no corpo físico e sutil.

A respiração não só facilita a conexão com energias superiores, mas também atua como um regulador do sistema nervoso e um estabilizador emocional. Durante momentos de estresse ou desequilíbrio, a prática de respiração consciente pode ser utilizada para restabelecer o equilíbrio, acalmando a mente e o coração. Esse efeito regulador é especialmente útil antes de realizar qualquer prática de cura, já que garante que o praticante esteja em um estado ideal de receptividade.

A importância da respiração se estende para além das práticas individuais. Em sessões de cura com outros, o ritmo e a intenção por trás da respiração do praticante podem influenciar o campo energético do receptor. Por exemplo, ao sintonizar a respiração com a do receptor, o praticante cria um campo ressonante que facilita a transferência de energia e amplifica o impacto da cura.

Os Arcturianos também enfatizam o papel da respiração na integração das energias superiores. Muitas vezes, depois de trabalhar com frequências elevadas, o sistema energético precisa de tempo para assimilar e equilibrar essas novas vibrações. Durante esse processo, a respiração consciente atua como uma âncora, ajudando a estabilizar a energia e a evitar possíveis sintomas de sobrecarga, como tonturas ou fadiga.

Na vida cotidiana, a respiração pode ser uma ferramenta constante para manter o equilíbrio e a conexão espiritual. Através de momentos breves, mas intencionais, de respiração consciente, o praticante pode voltar a se centrar, liberar tensões acumuladas e renovar seu fluxo de energia. Essas pausas regulares não só promovem o bem-estar, mas também fortalecem a capacidade do praticante para trabalhar com energias mais avançadas no futuro.

A respiração é, em última análise, muito mais que um ato fisiológico. É uma expressão do fluxo universal que conecta todos os seres com a fonte da vida. Ao aprender a utilizá-la de maneira consciente, o praticante não só transforma sua experiência de cura, mas também aprofunda sua conexão com as dimensões superiores e com sua própria essência divina. Esse simples, porém poderoso recurso, nos lembra que a cura não está em algo externo, mas em nossa capacidade inata para trabalhar com as ferramentas que já possuímos, e a respiração é, sem dúvida, uma das mais essenciais e transformadoras.

Capítulo 7
Ética e Purificação Energética

A prática da cura é um ato profundamente sagrado que requer não apenas habilidades e conhecimentos, mas também um compromisso ético sólido. No sistema holístico de cura arcturiana, a ética não é um complemento, mas a base sobre a qual se constrói toda a prática. Os Arcturianos, como guias de alta vibração, enfatizam que a energia que canalizamos e dirigimos deve ser utilizada com respeito, compaixão e uma intenção alinhada com o maior bem de todos os seres envolvidos.

A responsabilidade do praticante é um dos pilares fundamentais na ética da cura. Este compromisso implica um reconhecimento consciente de que o trabalho com energias sutis tem um impacto profundo no sistema energético do receptor e, em alguns casos, em sua vida em geral. Portanto, o praticante deve abordar cada sessão com uma atitude de respeito e humildade, entendendo que está facilitando um processo que pertence ao receptor e não a si mesmo.

O respeito pelo livre arbítrio é outro princípio central. Na cura arcturiana, não se trata de impor energia ou intentos de transformação sobre alguém sem o seu consentimento. Mesmo quando o praticante percebe desequilíbrios evidentes no receptor, é fundamental lembrar que cada ser tem seu próprio caminho e ritmo de evolução. Por esta razão, a permissão explícita é um requisito antes de começar qualquer prática de cura. Este consentimento pode ser dado verbalmente ou, em alguns casos, através de uma intenção energética clara em situações como a cura à distância.

O praticante também deve estar ciente das limitações de seu papel. Não é um salvador, nem um mestre que está acima do receptor, mas um facilitador que acompanha e apoia o processo de cura. Esta perspectiva evita a criação de dinâmicas de poder desequilibradas, onde o receptor possa se tornar dependente do praticante. Em vez disso, se fomenta a autonomia do receptor, encorajando-o a tomar um papel ativo em seu próprio processo de cura.

A confidencialidade é outro aspecto essencial da ética na cura. Durante uma sessão, o receptor pode compartilhar informações pessoais ou experimentar emoções profundas. O praticante deve garantir que este espaço seja seguro e que tudo o que ocorra durante a sessão permaneça em estrita confidencialidade. Este compromisso cria um ambiente de confiança onde o receptor se sente livre para se abrir e participar plenamente no processo.

O uso ético das energias arcturianas também implica agir sempre com uma intenção pura e desinteressada. As energias elevadas não devem ser utilizadas com fins egoístas, manipuladores ou para obter benefícios pessoais à custa de outros. Os Arcturianos ensinam que qualquer tentativa de usar estas energias de maneira antiética cria uma distorção no campo energético do praticante, o que pode gerar bloqueios ou desequilíbrios em seu próprio sistema.

Além disso, o praticante deve evitar projetar suas próprias expectativas ou julgamentos sobre o processo de cura. Cada receptor é único e sua experiência de cura será diferente. Alguns podem experimentar mudanças imediatas e tangíveis, enquanto outros podem precisar de tempo para integrar as energias e notar os efeitos. O papel do praticante não é forçar um resultado, mas confiar que as energias arcturianas trabalharão de acordo com o que for mais adequado para o receptor naquele momento.

A autorreflexão e o cuidado pessoal também são componentes importantes da ética na cura. Antes de trabalhar com outros, o praticante deve se certificar de que está em um estado energético equilibrado e emocionalmente neutro. Se estiver lidando com estresse, cansaço ou emoções não resolvidas, estas energias podem interferir na prática e impactar negativamente tanto nele como no receptor. Por esta razão, os Arcturianos recomendam que o praticante mantenha uma rotina regular de autocura e práticas de limpeza energética para se manter em um estado ótimo.

A educação contínua é outro aspecto importante da ética na cura. O praticante deve estar comprometido com seu próprio aprendizado e evolução, buscando constantemente ampliar sua compreensão e habilidades. Isto não inclui apenas o estudo de novas técnicas e conceitos, mas também a disposição para receber feedback dos receptores e refletir sobre sua própria prática.

A ética também se estende à interação com outros praticantes e sistemas de cura. O sistema holístico arcturiano não busca competir com outras práticas, mas complementá-las e trabalhar em conjunto para o maior benefício de todos. Portanto, é fundamental que o praticante aja com respeito em relação a outras tradições e evite cair em atitudes exclusivistas ou dogmáticas.

Finalmente, os Arcturianos enfatizam que a cura é um ato de amor incondicional. Este amor não é uma emoção superficial, mas uma força vibracional que sustenta e nutre todo o processo. O praticante deve cultivar este amor em seu coração, permitindo que seja o guia em todas as suas interações e decisões.

À medida que o praticante incorpora estes princípios éticos em seu trabalho, não apenas eleva a qualidade de suas práticas de cura, mas também contribui para criar um ambiente vibracionalmente alinhado com os valores mais elevados do sistema arcturiano. A ética não é uma série de regras impostas, mas um reflexo da intenção pura e consciente que impulsiona o processo de cura, guiando tanto o praticante como o receptor para uma experiência de transformação genuína e duradoura.

O corpo energético humano, assim como o corpo físico, pode acumular resíduos que obstruem seu funcionamento ótimo. Essas acumulações podem surgir de emoções não processadas, padrões mentais negativos, interações com outras pessoas ou mesmo de ambientes densos. A limpeza energética, portanto, é uma prática fundamental no sistema holístico de cura arcturiana, já que assegura que o fluxo de energia vital seja livre e harmonioso, permitindo que as frequências superiores trabalhem com maior eficácia.

Os Arcturianos, mestres da energia sutil, enfatizam que a limpeza energética não é um ato isolado, mas um processo contínuo que deve ser integrado na vida cotidiana. Assim como o corpo físico necessita de cuidado regular para se manter saudável, o campo energético requer atenção constante para garantir seu equilíbrio e pureza.

O primeiro passo na limpeza energética é o reconhecimento da necessidade de fazê-lo. Os sinais de um campo energético carregado ou bloqueado podem incluir fadiga inexplicável, irritabilidade, falta de clareza mental, emoções densas recorrentes ou uma sensação geral de peso. Esses sintomas não devem ser ignorados, já que atuam como indicadores de que o sistema energético está sobrecarregado e precisa ser purificado.

Uma das técnicas mais simples e eficazes para a limpeza energética é a visualização guiada. Nessa prática, o praticante utiliza sua mente para imaginar um fluxo de luz purificadora que atravessa seu corpo e seu campo energético, eliminando qualquer energia estagnada ou densa. Por exemplo, pode-se visualizar uma cascata de luz branca descendo desde as dimensões superiores, lavando o corpo desde a coronilla até os pés e levando consigo qualquer resíduo energético para a Terra para ser transmutado.

O uso da água é outra ferramenta poderosa na limpeza energética. A água, como condutora de energia, tem a capacidade natural de absorver e transmutar energias densas. Um banho consciente, acompanhado da intenção de liberar tudo o que já não serve, pode ser uma prática diária eficaz. Enquanto a água flui sobre o corpo, o praticante pode visualizar que arrasta consigo todas as cargas energéticas acumuladas, deixando-o limpo e renovado.

Os cristais também desempenham um papel importante nesse processo. Cristais como a ametista, o quartzo transparente e a turmalina negra têm propriedades específicas que ajudam a absorver, transmutar e proteger contra energias negativas. Colocar um cristal no centro do peito enquanto se medita, ou mesmo levá-lo consigo durante o dia, pode atuar como um escudo energético que previne a acumulação de resíduos.

O som, outra ferramenta vibracional fundamental, é altamente eficaz para a limpeza energética. Instrumentos como taças tibetanas, diapasões ou sinos geram frequências que ressoam com o campo energético humano, ajudando a desfazer bloqueios e a restaurar a harmonia. Até mesmo um simples aplauso nos cantos de um espaço pode romper a energia estagnada e revitalizar o ambiente.

A conexão com a natureza é outro método poderoso para a limpeza energética. Passar tempo ao ar livre, especialmente em contato com elementos como a água, a terra ou o vento, pode ajudar a liberar as cargas acumuladas e recarregar o sistema energético com a energia pura da Terra. Caminhar descalço sobre a grama ou a areia, abraçar uma árvore ou sentar-se junto a um rio são práticas simples, mas profundamente eficazes para restaurar o equilíbrio.

No contexto da cura arcturiana, as frequências superiores também são uma ferramenta chave para a limpeza energética. Essas frequências, canalizadas desde as dimensões superiores, atuam como um solvente que elimina energias densas e restabelece o fluxo natural no sistema energético. Para trabalhar com essas frequências, o praticante pode entrar em um estado meditativo e estabelecer a intenção de receber a energia purificadora dos Arcturianos, visualizando como essas frequências fluem através de seu corpo e seu campo energético.

A limpeza energética não se limita ao indivíduo, mas também pode ser aplicada a espaços físicos. Os ambientes nos quais vivemos e trabalhamos acumulam a energia de quem os habita e dos eventos que ocorrem neles. Uma casa, escritório ou quarto carregado pode influenciar negativamente o estado energético das pessoas que o frequentam. Para limpar um espaço, podem-se utilizar ferramentas como a sálvia, o palo santo ou até velas, acompanhado da intenção clara de liberar qualquer energia indesejada.

Outro aspecto essencial da limpeza energética é a proteção e a manutenção posterior. Uma vez que se tenha limpo o sistema energético ou um espaço, é importante estabelecer um escudo energético que evite a acumulação imediata de novas energias densas. Isso pode ser conseguido visualizando uma bolha de luz protetora que rodeia o corpo ou o espaço, reforçada com a intenção de manter a pureza energética.

A constância é chave nessas práticas. A limpeza energética não deve ser considerada como uma ação reativa diante de desequilíbrios, mas como uma parte integral do cuidado pessoal. Ao incluir essas práticas na rotina diária ou semanal, cria-se um hábito que assegura um sistema energético forte e equilibrado, capaz de interagir com frequências superiores de maneira mais fluida.

Finalmente, os Arcturianos nos lembram que a limpeza energética é uma forma de autocuidado espiritual. Não só libera o peso acumulado, mas também cria um espaço interno para que as energias superiores fluam e trabalhem de maneira mais eficaz. Ao manter nosso campo energético limpo e em equilíbrio, não só promovemos nosso bem-estar, mas também nos tornamos canais mais claros para a cura de outros e para a conexão com as dimensões superiores.

A limpeza energética, em sua simplicidade, é uma prática profundamente transformadora que reforça a conexão com a nossa essência mais pura e com o fluxo inesgotável da energia universal. Com cada prática, o sistema energético se fortalece e se alinha mais profundamente com as vibrações elevadas, abrindo o caminho para uma cura integral e contínua.

Capítulo 8
Chakras e Autosanación

Os chakras são os vórtices energéticos que conectam o corpo físico ao corpo energético, atuando como centros de intercâmbio entre a energia vital interna e externa. Esses pontos essenciais não só regulam o fluxo energético em nosso sistema, como também influenciam diretamente nossa saúde física, emocional, mental e espiritual. A harmonização dos chakras é uma prática fundamental dentro do sistema de cura arcturiano, projetada para restabelecer o equilíbrio e promover o alinhamento com frequências superiores.

Cada chakra vibra em uma frequência específica e está associado a uma cor, elemento e função determinados. Quando estão em equilíbrio, os chakras trabalham em conjunto como um sistema unificado, permitindo que a energia flua livremente por todo o corpo. No entanto, fatores como o estresse, emoções não resolvidas, traumas ou desequilíbrios externos podem bloquear ou desalinhareleses centros, causando sintomas que vão desde doenças físicas até padrões de pensamento limitantes.

A prática da harmonização dos chakras busca restabelecer esse equilíbrio, ajudando cada centro energético a vibrar em sua frequência ótima. Os Arcturianos, com seu conhecimento profundo da energia sutil, oferecem frequências específicas e técnicas que podem ser empregadas para este propósito, permitindo uma transformação profunda e duradoura no sistema energético.

O primeiro passo para a harmonização é a sintonização consciente com os chakras. Isso começa com a intenção clara de equilibrar e revitalizar esses centros energéticos. Uma prática comum consiste em sentar-se em um lugar tranquilo, fechar os olhos e dirigir a atenção para cada chakra, começando da base da coluna até o topo da cabeça. À medida que se concentra a atenção em cada chakra, pode-se visualizar sua cor associada, imaginando-o como uma esfera de luz brilhante que gira de maneira uniforme.

No caso do chakra raiz, por exemplo, pode-se visualizar uma luz vermelha vibrante na base da coluna, conectando-se profundamente com a energia da Terra. Este centro está relacionado com a segurança, a estabilidade e a conexão com o plano físico. Ao visualizar sua luz se intensificando e girando suavemente, o praticante pode sentir uma maior sensação de enraizamento e equilíbrio.

O chakra sacro, situado logo abaixo do umbigo, se associa com a cor laranja e regula as emoções, a criatividade e as relações interpessoais. Visualizar este centro irradiando uma cálida luz laranja ajuda a liberar bloqueios emocionais e a restabelecer a fluidez nessas áreas.

Cada chakra tem seu próprio propósito e desafios, e ao dedicar tempo a cada um durante a prática, o praticante pode restabelecer o fluxo energético completo. A combinação de visualização, respiração consciente e intenção é uma das ferramentas mais eficazes para este trabalho.

As frequências arcturianas são outro recurso essencial para a harmonização dos chakras. Essas vibrações elevadas podem ser canalizadas diretamente para os centros energéticos, promovendo seu equilíbrio e sincronização. Para trabalhar com essas frequências, o praticante pode entrar em um estado meditativo e visualizar um raio de luz descendo das dimensões superiores, tocando cada chakra e ativando-o com sua energia purificadora.

Além da visualização e das frequências, o som é uma ferramenta poderosa para a harmonização. Cada chakra responde a um tom específico, e cantar esses tons ou ouvir gravações que ressoem com eles pode intensificar o processo. Por exemplo, o som "LAM" se associa com o chakra raiz, enquanto "OM" está relacionado com o chakra coroa. Ao repetir esses sons enquanto se concentra nos chakras correspondentes, o praticante pode criar um campo vibracional que amplifica o alinhamento.

O uso de cristais é outra técnica comum e eficaz. Cada cristal tem uma frequência específica que pode ressoar com os chakras, ajudando a equilibrá-los e energizá-los. Por exemplo, o quartzo fumê é ideal para trabalhar com o chakra raiz, enquanto a ametista pode potencializar o chakra coroa. Colocar esses cristais sobre os chakras durante a meditação pode intensificar a conexão e acelerar a harmonização.

O movimento físico também pode desempenhar um papel importante na harmonização dos chakras. Práticas como o yoga, o tai chi ou mesmo movimentos conscientes projetados para ativar cada centro energético podem ajudar a liberar bloqueios e a fomentar o fluxo livre de energia. Movimentos suaves combinados com a respiração e a intenção permitem que os chakras trabalhem em harmonia.

Além das técnicas individuais, a conexão com a natureza é fundamental para esse processo. Passar tempo ao ar livre, sentindo o sol, a brisa ou o contato com a terra, pode restaurar e revitalizar os chakras, especialmente os inferiores, que estão mais estreitamente relacionados com o plano físico.

À medida que o praticante avança em seu domínio da harmonização dos chakras, pode começar a notar mudanças sutis, mas profundas em seu bem-estar geral. Essas mudanças podem incluir uma maior clareza mental, emoções mais equilibradas, uma sensação de conexão espiritual mais profunda e uma melhor saúde física. Este trabalho não só beneficia o praticante, como também fortalece sua capacidade de trabalhar com outros como canal de cura.

Os Arcturianos ensinam que a harmonização dos chakras é um processo contínuo. Os desafios diários, as interações com outros e as influências externas podem desestabilizar temporariamente os chakras. Portanto, manter uma prática regular é essencial para assegurar um equilíbrio duradouro. Mesmo alguns minutos por dia dedicados a essa prática podem fazer uma diferença significativa na qualidade de vida do praticante.

A harmonização dos chakras não é simplesmente um exercício técnico, mas um ato de autoconexão e amor próprio. Ao dedicar tempo e energia a esse processo, o praticante não só restabelece o equilíbrio em seu sistema energético, como também cultiva uma relação mais profunda com sua própria essência e com as dimensões superiores que o apoiam. É uma prática transformadora que abre a porta a níveis mais elevados de bem-estar, consciência e conexão espiritual.

Autosanación

A autosanación é o núcleo de qualquer caminho espiritual, um lembrete de que a capacidade de curar reside inerentemente em cada ser humano. No sistema holístico de cura arcturiano, essa prática não só representa uma oportunidade para restabelecer o equilíbrio interno, mas também um meio para aprofundar a conexão com as frequências superiores. Os Arcturianos, com sua infinita sabedoria, nos ensinam que curar nosso próprio sistema energético é o primeiro passo para a cura do mundo que nos rodeia.

A autosanación começa com a intenção consciente de criar um espaço interno de harmonia e renovação. Esse ato de compromisso consigo mesmo estabelece o fundamento vibracional para que as energias superiores trabalhem de maneira eficaz. Ao focar a atenção para o interior, o praticante não só aborda bloqueios e desequilíbrios existentes, como também fortalece sua capacidade de manter um estado energético equilibrado em meio aos desafios cotidianos.

O primeiro passo na prática da autosanación é criar um ambiente propício para o trabalho energético. Um lugar tranquilo, livre de distrações e carregado de intenção positiva, pode amplificar a receptividade do praticante. Elementos como cristais, velas, música de alta vibração ou mesmo imagens simbólicas podem ser utilizados para estabelecer um ambiente que convide à introspecção e à cura.

Uma técnica fundamental na autosanación é a imposição de mãos, uma prática ancestral que utiliza as mãos como condutoras naturais de energia. O praticante, sentado confortavelmente, pode colocar suas mãos sobre diferentes áreas de seu corpo, começando da cabeça e descendo até os pés, enquanto estabelece a intenção de canalizar energia purificadora e curadora para cada ponto. Durante esse processo, é importante permitir que as mãos se movam intuitivamente, guiadas pela sensação energética em vez de um padrão rígido.

A respiração consciente é outra ferramenta poderosa na autosanación. Cada inspiração se torna um convite para que as frequências superiores ingressem no sistema energético, enquanto cada expiração libera tensões e bloqueios acumulados. Uma prática comum consiste em visualizar um raio de luz brilhante descendo das dimensões superiores com cada inspiração, enchendo o corpo com energia renovadora, e com cada expiração, visualizar qualquer energia densa saindo do corpo como fumaça cinza.

A meditação guiada é especialmente útil para quem está começando sua prática de autosanación. Durante essas meditações, o praticante pode visualizar luz de cores específicas fluindo para diferentes áreas do corpo, trabalhando com a vibração associada a cada chakra ou ponto energético. Por exemplo, visualizar uma luz verde na área do coração pode ajudar a liberar emoções presas e a restaurar o fluxo energético nesse centro vital.

Os Arcturianos ensinam que a autosanación não se limita ao corpo físico, mas que também abrange o campo energético. Uma técnica eficaz para limpar e fortalecer a aura é visualizar uma bolha de luz branca brilhante que rodeia todo o corpo, atuando como um escudo protetor. À medida que essa bolha se expande, leva consigo qualquer energia densa ou discordante, deixando o campo energético limpo e vibrante.

Outra ferramenta valiosa na autosanación é o uso de símbolos arcturianos. Esses padrões vibracionais, canalizados das dimensões superiores, podem ser desenhados sobre o corpo energético utilizando as mãos ou visualizados em áreas específicas que necessitem de atenção. Esses símbolos atuam como catalisadores que intensificam o fluxo de energia, ajudando a desbloquear e realinhar os canais energéticos.

O som também pode ser incorporado à prática de autosanación. Tons específicos, cantos harmônicos ou mesmo a repetição de mantras vibram através do sistema energético, ajudando a dissolver bloqueios e a elevar a frequência geral. Cantar sons associados com os chakras, como "OM" para o chakra coroa ou "RAM" para o plexo solar, pode ser especialmente eficaz para restaurar o equilíbrio.

A conexão com a natureza é outro aspecto essencial da autosanación. Passar tempo ao ar livre, sentir o solo sob os pés e respirar o ar fresco permite que o corpo energético se sincronize com as vibrações naturais da Terra. Essa prática, conhecida como grounding, ajuda a liberar as cargas acumuladas e a recarregar o sistema energético com energia pura e renovadora.

À medida que o praticante avança em seu caminho de autosanación, é importante manter uma atitude de paciência e autocompaixão. Os bloqueios e desequilíbrios podem ter-se acumulado durante anos e não sempre se liberam de imediato. Cada prática, mesmo as mais breves, contribui para o processo geral de cura e fortalece a conexão do praticante com sua capacidade inata de restabelecer o equilíbrio.

A autosanación também implica uma disposição a enfrentar e trabalhar com as emoções e padrões internos que contribuem para os desequilíbrios. Em vez de evitar essas experiências, o praticante pode utilizar as técnicas de autosanación para explorar e transmutar essas energias, liberando o caminho para um estado de maior harmonia.

Os Arcturianos enfatizam que a autosanación não é só um ato de cuidado pessoal, mas também um meio para expandir a consciência e elevar a vibração geral. À medida que o praticante fortalece e equilibra seu próprio sistema energético, se torna um canal mais claro para as frequências superiores, beneficiando não só a si mesmo, mas também aqueles que o rodeiam.

A prática regular de autosanación é um investimento no bem-estar integral e na conexão com as dimensões superiores. Ao incorporar essas técnicas na vida diária, o praticante não só promove sua própria transformação, mas também desenvolve as habilidades necessárias para trabalhar com outros no caminho da cura. Em última instância, a autosanación é um lembrete de que a capacidade de curar reside no interior, sempre acessível para quem estiver disposto a se conectar com sua essência e com as energias universais.

Capítulo 9
Geometria Sagrada e Canalização

A geometria sagrada é a linguagem universal do cosmos, uma manifestação de padrões matemáticos e vibracionais que subjazem a toda a criação. Cada forma e estrutura no universo, desde a espiral de uma galáxia até a configuração de uma molécula, é influenciada por princípios geométricos que contêm uma energia única e poderosa. No sistema de cura arcturiano, a geometria sagrada atua como uma ferramenta vibracional chave, permitindo o alinhamento energético, a expansão da consciência e a amplificação das frequências de cura.

Os Arcturianos, mestres das dimensões superiores, trabalham com esses padrões para canalizar energias específicas para o sistema humano, ajudando a desbloquear, equilibrar e elevar o campo energético. Cada forma geométrica contém um significado intrínseco e um propósito vibracional, funcionando como uma ponte entre o físico e o espiritual. Ao trabalhar com a geometria sagrada, o praticante se alinha com as leis universais, criando um espaço para a cura profunda e a transformação pessoal.

Um dos padrões mais reconhecidos na geometria sagrada é a Flor da Vida, um símbolo composto de círculos entrelaçados que representa a interconexão de toda a existência. Este padrão é um mapa energético que reflete a estrutura subjacente do universo. Ao visualizar ou meditar sobre a Flor da Vida, o praticante pode acessar frequências que equilibram o corpo, a mente e o espírito, restaurando a harmonia em todos os níveis do ser.

Outra forma chave na geometria sagrada é o Merkaba, um símbolo tridimensional que combina dois tetraedros entrelaçados, representando a união do masculino e do feminino, o físico e o espiritual. O Merkaba é conhecido por sua capacidade de ativar o corpo de luz, um campo energético avançado que permite a conexão com dimensões superiores. Ao trabalhar com o Merkaba, o praticante pode potencializar a cura e a proteção energética, além de se abrir a níveis mais profundos de consciência.

O Cubo de Metatron é outro padrão fundamental que contém todas as formas geométricas básicas conhecidas como os sólidos platônicos. Essas formas estão associadas aos elementos da natureza e com a estrutura da realidade física. Ao trabalhar com o Cubo de Metatron, o praticante pode alinhar sua energia com os princípios da ordem divina, promovendo a estabilidade e a clareza no sistema energético.

A aplicação da geometria sagrada na cura arcturiana inclui uma variedade de práticas destinadas a amplificar e dirigir as energias de cura. Uma das técnicas mais comuns é a visualização geométrica, na qual o praticante imagina um padrão específico envolvendo seu corpo ou uma zona afetada. Por exemplo, ao visualizar a Flor da Vida sobre o coração, pode-se equilibrar este centro energético e liberar emoções presas.

Outra prática poderosa é o uso de ferramentas físicas baseadas na geometria sagrada, como cristais talhados em formas geométricas específicas, pingentes ou mandalas. Essas ferramentas atuam como âncoras vibracionais, amplificando as intenções e direcionando a energia para áreas específicas do corpo ou do campo energético.

A meditação com geometria sagrada também é uma técnica eficaz para ativar e expandir o campo energético. Durante esta prática, o praticante pode se concentrar em um padrão geométrico enquanto respira profundamente, permitindo que sua mente se sintonize com as vibrações inerentes à forma. Isso não apenas facilita o alinhamento energético, mas também eleva a frequência geral do sistema.

A cor, quando combinada com a geometria sagrada, amplifica ainda mais seu efeito. Cada forma geométrica pode ser visualizada em uma cor específica que ressoe com seu propósito vibracional. Por exemplo, o Merkaba pode ser visualizado em luz dourada para ativar a conexão espiritual, enquanto o Cubo de Metatron em azul pode ser usado para promover a calma e a clareza.

No contexto da cura arcturiana, os padrões geométricos podem ser utilizados tanto em autocura como em cura para outros. Em uma sessão de cura, o praticante pode visualizar um padrão geométrico sobre o receptor, canalizando frequências arcturianas através deste desenho. Essas formas atuam como mapas energéticos que guiam as frequências para as áreas do sistema que mais precisam.

A geometria sagrada não é apenas uma ferramenta de cura, mas também um meio para expandir a consciência. Ao trabalhar com esses padrões, o praticante acessa um conhecimento profundo sobre a natureza da realidade e sua própria conexão com o universo. Essa compreensão não apenas transforma o sistema energético, mas também a percepção de si mesmo e do mundo, permitindo uma integração mais completa das dimensões superiores na vida cotidiana.

Os Arcturianos nos ensinam que a geometria sagrada é uma chave vibracional que desbloqueia portas para estados elevados de ser. Ao integrar essas práticas na cura, o praticante não apenas eleva seu próprio sistema energético, mas também se torna um canal mais claro e eficaz para as frequências superiores. A geometria sagrada, com sua beleza e precisão inerente, nos lembra que a cura não é um evento isolado, mas uma dança harmoniosa entre o ser humano e o cosmos.

Trabalhar com a geometria sagrada é uma experiência transformadora que abre novas possibilidades para a cura e o crescimento espiritual. Com cada prática, o praticante não apenas fortalece sua conexão com as energias arcturianas, mas também aprofunda seu entendimento das leis universais que regem a existência. Essa integração de formas, frequências e consciência nos guia para um estado de equilíbrio, expansão e plenitude que transcende os limites do plano físico.

Canalização Arcturiana

A canalização arcturiana é uma arte sagrada que permite ao praticante atuar como uma ponte vibracional entre as dimensões superiores e o plano terrestre. Através desse processo, as frequências elevadas e a sabedoria dos Arcturianos fluem para o canal, oferecendo orientação, cura e expansão da consciência. Este ato de conexão não é um dom reservado para poucos, mas uma habilidade latente em todos os seres humanos, que pode ser desenvolvida mediante práticas conscientes e uma intenção clara.

A essência da canalização reside na abertura e receptividade do praticante. Os Arcturianos, como seres de alta vibração, não interferem com o livre-arbítrio humano, mas esperam ser convidados com respeito e clareza de propósito. O primeiro passo para canalizar suas energias e mensagens é estabelecer um espaço sagrado, livre de distrações e cheio de intenções puras. Este espaço pode ser físico, como um lugar tranquilo decorado com elementos simbólicos, ou interno, mediante um estado de calma e concentração.

A preparação é chave para uma canalização eficaz. Isso inclui práticas como a meditação, a respiração consciente e a conexão com a terra, que ajudam a estabilizar o sistema energético do praticante e a abrir os canais sutis de percepção. Uma técnica básica consiste em sentar-se confortavelmente, fechar os olhos e visualizar uma luz brilhante descendo desde o cosmos hacia a coronilla, expandindo-se através do corpo e limpando qualquer bloqueio ou energia densa.

A intenção é outro componente essencial do processo. Antes de começar, o praticante deve declarar sua intenção de conectar com as energias arcturianas para o maior bem. Esta intenção atua como uma chave vibracional que alinha o praticante com as frequências superiores, estabelecendo uma ponte segura e clara para a canalização.

Uma vez preparado, o praticante pode começar o processo de sintonização. Isso implica abrir-se às frequências sutis e permitir que fluam sem resistência. É comum sentir leves vibrações no corpo, uma sensação de expansão ou mesmo uma percepção de cores, formas ou sons. Essas experiências variam segundo a sensibilidade de cada pessoa, mas todas indicam que o canal está começando a se alinhar com as energias arcturianas.

A canalização pode manifestar-se de diversas formas, dependendo das habilidades e preferências do praticante. Alguns experimentam uma comunicação direta em forma de palavras ou ideias que fluem através deles, enquanto outros percebem imagens, sensações ou padrões energéticos. Em qualquer caso, é importante manter a mente aberta e não tentar controlar o processo, permitindo que as energias se expressem de maneira natural.

A escrita automática é uma técnica comumente utilizada na canalização arcturiana. Nesta prática, o praticante segura um lápis ou caneta sobre um papel, entrando em um estado meditativo enquanto permite que as palavras fluam sem interferência consciente. Esta técnica pode gerar mensagens claras e detalhadas, que frequentemente contêm sabedoria profunda e soluções práticas para problemas específicos.

Outra forma de canalização é a transmissão energética, onde o praticante simplesmente atua como um condutor para as frequencias arcturianas. Durante este processo, as energias fluem através do praticante para o receptor, sem necessidade de palavras nem ações específicas. Este método é especialmente útil em sessões de cura, onde as frequências arcturianas trabalham diretamente no sistema energético do receptor para liberar bloqueios, equilibrar chakras e promover o bem-estar integral.

A confiança é crucial na canalização. É comum que os praticantes principiantes questionem a validade das percepções ou mensagens que recebem, temendo que sejam produto de sua imaginação. No entanto, os Arcturianos ensinam que a confiança se constrói através da prática constante e da validação pessoal. Com o tempo, o praticante desenvolverá uma sensibilidade mais aguda e uma certeza interna sobre a autenticidade das conexões.

A ética também desempenha um papel fundamental na canalização. O praticante deve lembrar que as mensagens e energias canalizadas são um ato de serviço, não uma ferramenta para o controle ou a manipulação. Qualquer informação recebida deve ser manejada com respeito e confidencialidade, e sempre se deve obter o consentimento do receptor antes de canalizar para outra pessoa.

Os Arcturianos nos lembram que a canalização não se limita a momentos específicos, mas que pode ser integrada na vida cotidiana. Ao estabelecer uma conexão constante com essas energias superiores, o praticante pode receber orientação intuitiva em situações diárias, desde decisões pessoais até interações com outros. Este fluxo contínuo de comunicação não só fortalece a conexão com os Arcturianos, mas também eleva a frequência geral do praticante.

À medida que o praticante avança em seu caminho de canalização, pode começar a explorar níveis mais profundos de interação com os Arcturianos. Isso inclui trabalhar com símbolos específicos, receber ativações energéticas ou mesmo colaborar em projetos de cura para grupos ou comunidades. Essas experiências avançadas não só ampliam as habilidades do praticante, mas também contribuem para o equilíbrio e a evolução do coletivo humano.

A canalização arcturiana é um processo dinâmico e transformador que conecta o praticante com uma fonte inesgotável de sabedoria, cura e amor. Ao dedicar tempo e esforço para desenvolver esta habilidade, o praticante não só expande sua própria consciência, mas também se torna um canal para as energias superiores que beneficiam a todos os seres. Este ato de conexão é uma expressão da unidade fundamental entre o indivíduo e o cosmos, lembrando-nos que somos tanto receptores como emissores da energia universal.

Através da prática constante e da intenção pura, a canalização arcturiana revela um mundo de possibilidades infinitas, onde a cura, a transformação e a iluminação se tornam acessíveis para todos aqueles dispostos a se abrir a esta experiência.

Capítulo 10
Cura e Proteção Áurica

A cura emocional é um componente essencial do sistema holístico de cura arcturiana, já que as emoções são uma das forças energéticas mais influentes no corpo humano. Muitas vezes, traumas, experiências dolorosas e emoções não processadas ficam presas no sistema energético, criando bloqueios que afetam o bem-estar emocional, físico e espiritual. Os Arcturianos ensinam que liberar e transmutar essas energias emocionais é fundamental para restaurar o equilíbrio e avançar no caminho da evolução pessoal.

As emoções não são meras reações a estímulos externos; são energias dinâmicas que fluem através do corpo e do campo energético. Quando essas energias são expressas e processadas de maneira saudável, contribuem para um estado de equilíbrio. No entanto, quando são reprimidas, ignoradas ou mal gerenciadas, podem estagnar, gerando tensões internas que eventualmente se manifestam como doença, estresse ou padrões de comportamento autolimitantes.

O primeiro passo para a cura emocional é o reconhecimento consciente das emoções que se encontram presas ou bloqueadas. Esse processo requer uma atitude de auto-observação sem julgamento, permitindo que as emoções surjam e se expressem de maneira segura. Os Arcturianos ensinam que essa aceitação é fundamental, pois resistir ou negar as emoções apenas fortalece sua influência negativa no sistema energético.

Uma técnica básica para trabalhar com as emoções é a respiração consciente combinada com a visualização. Ao identificar uma emoção bloqueada, o praticante pode levar sua atenção à sensação física associada a essa emoção, como uma opressão no peito ou uma tensão no abdômen. Enquanto respira profundamente, pode visualizar que a energia da emoção se dissolve em uma luz brilhante, liberando sua carga e permitindo que flua novamente.

Outra ferramenta poderosa na cura emocional é a escrita introspectiva. O ato de escrever permite ao praticante explorar suas emoções a partir de um lugar de clareza e desapego. Ao plasmar os pensamentos e sentimentos no papel, cria-se um espaço seguro para processá-los e compreendê-los. Essa prática também pode incluir a queima ritual das páginas escritas como um ato simbólico de libertação.

A conexão com as frequências arcturianas é especialmente eficaz na cura emocional. Essas energias elevadas trabalham diretamente com o sistema energético, dissolvendo os bloqueios emocionais e facilitando sua transmutação em estados mais elevados de amor, compaixão e gratidão. Uma técnica recomendada é sentar-se em meditação, invocar as frequências arcturianas e visualizar um raio de luz violeta entrando na área do corpo onde se percebe a emoção presa. Essa luz atua como um catalisador, limpando e transformando a energia.

Os Arcturianos também ensinam o uso de afirmações como ferramentas de reprogramação emocional. Declarações como "Aceito e libero todas as emoções presas em mim" ou "Estou em paz com meu passado e me abro à cura" podem ser repetidas durante práticas meditativas ou como parte da vida diária. Essas afirmações não apenas fortalecem a intenção do praticante, mas também reconfiguram as vibrações emocionais para estados mais harmônicos.

O som é outra ferramenta vibracional que pode ser empregada na cura emocional. Tons específicos, como o canto harmônico ou os sons de cuencos tibetanos, ressoam profundamente no sistema energético, ajudando a liberar tensões emocionais acumuladas. Por exemplo, o som "AH", associado ao chakra do coração, pode ser cantado enquanto o praticante foca sua intenção em liberar a dor emocional e se abrir ao amor incondicional.

O trabalho com o corpo físico também desempenha um papel importante na cura emocional. As emoções não processadas frequentemente são armazenadas no corpo como tensões musculares ou padrões posturais. Práticas como yoga, tai chi chuan ou mesmo massagem podem ajudar a liberar essas energias presas, permitindo que fluam novamente através do sistema.

Os cristais também são aliados valiosos na cura emocional. Pedras como a ametista, o quartzo rosa e a obsidiana têm propriedades específicas que podem ajudar a liberar, acalmar e transmutar as emoções densas. O quartzo rosa, por exemplo, é conhecido por sua capacidade de curar o coração e promover o amor próprio. Colocar um cristal sobre o chakra do coração enquanto se medita pode intensificar a liberação e a harmonização emocional.

No contexto da cura emocional, a relação consigo mesmo é fundamental. Os Arcturianos ensinam que o amor próprio e a autocompaixão são ferramentas essenciais para liberar os traumas emocionais e evitar que se acumulem novas cargas. Cultivar uma relação amorosa consigo mesmo implica praticar o perdão, tanto para com os outros como para consigo mesmo, e reconhecer que o caminho da cura é um processo contínuo.

Além de trabalhar no nível pessoal, os Arcturianos enfatizam a importância das relações interpessoais na cura emocional. Muitas emoções presas têm sua origem em interações ou vínculos com outros. Restaurar a harmonia nessas relações, seja através do diálogo ou mediante técnicas de liberação energética, como os cordões de conexão, é uma parte crucial do processo.

A cura emocional não é apenas uma liberação de cargas passadas, mas também uma abertura para estados emocionais mais elevados. À medida que se dissolvem os bloqueios e se transmutam as emoções densas, o praticante experimenta uma maior capacidade de sentir amor, gratidão, alegria e compaixão. Esse estado elevado não apenas beneficia o indivíduo, mas também irradia para seu entorno, contribuindo para o bem-estar coletivo.

Os Arcturianos nos lembram que a cura emocional é um ato de coragem e amor. Requer enfrentar as partes mais vulneráveis de si mesmo, mas também oferece a recompensa de uma liberdade e uma paz interior profundas. Ao liberar as emoções presas e permitir que a energia flua, o praticante não apenas restaura o equilíbrio em seu sistema, mas também cria um espaço para que as frequências superiores trabalhem mais plenamente em sua vida.

A cura emocional, em última instância, é um convite para retornar ao núcleo de nossa essência, onde reside um amor incondicional que transcende o tempo e as feridas. A cada prática, o praticante se aproxima mais desse estado de plenitude, transformando as emoções não resolvidas no combustível para sua evolução espiritual e sua conexão com as dimensões superiores.

O Campo Áurico

O campo áurico é a primeira linha de defesa energética do ser humano, uma emanação vibratória que rodeia o corpo físico e reflete nosso estado interno em múltiplos níveis: físico, emocional, mental e espiritual. Esse campo não apenas protege contra influências externas negativas, mas também atua como uma ponte entre o indivíduo e as energias universais. No sistema de cura arcturiana, fortalecer e manter o campo áurico é essencial para garantir um equilíbrio energético sustentado e uma conexão fluida com as frequências superiores.

A aura é dinâmica e responde continuamente às nossas emoções, pensamentos, experiências e ao ambiente. Quando estamos em um estado de bem-estar, o campo áurico é forte, expansivo e vibrante. No entanto, o estresse, as emoções densas, os ambientes negativos ou as conexões energéticas pouco saudáveis podem debilitá-lo, criando brechas que permitem a entrada de influências externas que desestabilizam nosso sistema.

O fortalecimento do campo áurico começa com a consciência de sua existência e de seu estado. Uma prática inicial consiste em sentar-se em um lugar tranquilo e fechar os olhos, levando a atenção ao espaço que rodeia o corpo. Com uma respiração profunda e relaxada, o praticante pode tentar perceber sua aura, imaginando-a como um ovo luminoso que o envolve completamente. Com o tempo, essa prática desenvolve uma sensibilidade que permite detectar áreas fracas ou inconsistências no campo energético.

Uma das técnicas mais eficazes para fortalecer o campo áurico é a visualização. O praticante pode se imaginar rodeado por uma bolha de luz branca brilhante que emana de seu centro para o exterior. Essa bolha atua como um escudo protetor, reparando qualquer fissura ou fraqueza na aura e garantindo que as energias negativas não possam penetrá-la. Essa visualização pode ser repetida diariamente, especialmente ao começar o dia ou antes de entrar em ambientes desafiadores.

As frequências arcturianas também desempenham um papel fundamental no fortalecimento da aura. Ao canalizar essas energias superiores, o praticante pode limpar e revitalizar seu campo energético. Uma prática recomendada é visualizar um raio de luz azul ou dourada descendo das dimensões superiores e expandindo-se por todo o campo áurico, preenchendo-o com uma vibração elevada e harmonizadora.

O uso de cristais é outra ferramenta poderosa para esse propósito. Pedras como a turmalina negra, a ametista e o quartzo transparente têm propriedades específicas que ajudam a proteger, limpar e amplificar o campo áurico. Colocar esses cristais no ambiente pessoal, levá-los como joias ou utilizá-los durante meditações pode intensificar seu efeito. Por exemplo, segurar um cristal enquanto se visualiza a expansão da aura pode amplificar a intenção e fortalecer o escudo energético.

O som é outra técnica vibracional eficaz. Instrumentos como cuencos tibetanos, diapasões ou mesmo a voz humana geram ondas sonoras que ressoam com o campo áurico, ajudando a equilibrá-lo e fortalecê-lo. Ao escutar ou produzir esses sons, o praticante pode visualizar como as vibrações penetram na aura, dissolvendo bloqueios e criando uma frequência estável e protetora.

A limpeza da aura também é um passo crucial em seu fortalecimento. Antes de reforçar o campo energético, é importante liberar qualquer energia densa ou indesejada que possa estar aderida a ele. Técnicas como o uso de sálvia ou palo santo, banhos com sais minerais ou mesmo o simples ato de sacudir suavemente as mãos ao redor do corpo podem ajudar a limpar a aura. Durante esse processo, a intenção é fundamental; o praticante deve visualizar que qualquer energia discordante se dissolve e se afasta, deixando o campo limpo e vibrante.

A conexão com a natureza é outra prática inestimável. Passar tempo ao ar livre, especialmente em ambientes naturais como florestas, rios ou praias, recarrega o campo áurico com a energia pura da Terra. Caminhar descalço sobre o solo, sentir o vento na pele ou submergir-se em água natural ajuda a restabelecer o equilíbrio energético e a fortalecer a aura de maneira natural.

O cuidado com o corpo físico também influencia diretamente no estado do campo áurico. Uma dieta equilibrada, exercício regular e descanso adequado são fundamentais para manter uma vibração alta em todos os níveis do ser. Os Arcturianos enfatizam que o corpo físico é um reflexo do campo energético, e cuidar de um fortalece o outro.

As relações interpessoais também afetam o estado da aura. Estar cercado de pessoas cujas vibrações são baixas ou cujas intenções não são claras pode debilitar o campo energético. Por essa razão, é importante estabelecer limites saudáveis e cercar-se de relações que nutram e elevem a energia pessoal. Quando se enfrentam situações inevitáveis com pessoas ou ambientes desafiadores, o praticante pode usar técnicas de proteção, como a visualização da bolha de luz, para manter seu campo áurico intacto.

O fortalecimento do campo áurico não apenas tem benefícios individuais, mas também aumenta a capacidade do praticante de interagir com as frequências superiores. Uma aura forte atua como um canal claro para as energias arcturianas, permitindo que fluam livremente e trabalhem de maneira mais eficaz na cura e na conexão espiritual.

Além disso, um campo áurico fortalecido não só protege contra influências negativas, mas também amplifica a capacidade do praticante de irradiar energia positiva para seu entorno. Isso cria um efeito de ressonância que beneficia não apenas o indivíduo, mas também aqueles que o rodeiam, contribuindo para o equilíbrio e a harmonia coletiva.

Os Arcturianos ensinam que o fortalecimento do campo áurico é um processo contínuo, não um evento único. Ao integrar essas práticas na vida diária, o praticante desenvolve uma maior resiliência energética e uma conexão mais profunda com sua essência e com as dimensões superiores. A aura se torna um reflexo vibrante de seu estado interno e uma ferramenta poderosa para navegar pelo mundo com confiança, clareza e equilíbrio.

À medida que o praticante fortalece seu campo áurico, também se abre a novas possibilidades de cura e transformação, criando uma base sólida para o trabalho com energias mais avançadas e para a expansão de sua consciência para níveis superiores de existência.

Capítulo 11
Cura Mental e Energética

A mente, com sua capacidade de moldar percepções, pensamentos e emoções, é uma das ferramentas mais poderosas do ser humano. No entanto, também pode se tornar um obstáculo quando fica presa em padrões negativos, crenças limitantes ou hábitos reativos. No sistema holístico de cura arcturiana, a cura mental se concentra em liberar esses padrões disfuncionais e cultivar uma vibração mental elevada que promova o bem-estar, a clareza e a conexão com as dimensões superiores.

O primeiro passo na cura mental é reconhecer que os pensamentos não são meros processos internos, mas expressões de energia que afetam profundamente o corpo físico e o sistema energético. Pensamentos negativos ou repetitivos, como medo, autocrítica ou dúvida, geram densidade no campo energético, bloqueando o fluxo natural das frequências elevadas. Por outro lado, pensamentos alinhados com o amor, a gratidão e a aceitação amplificam a vibração geral, criando um espaço interno propício para a cura e o equilíbrio.

A auto-observação é uma prática chave nesse processo. Os Arcturianos ensinam que o primeiro passo para curar a mente é desenvolver a consciência dos pensamentos que a ocupam. Isso não significa julgá-los ou resistir a eles, mas simplesmente observá-los com curiosidade e desapego, como se fossem nuvens que passam pelo céu. Esse ato de presença cria uma separação entre o eu consciente e os pensamentos, permitindo ao praticante escolher quais nutrir e quais liberar.

Uma técnica fundamental para a cura mental é a reprogramação de padrões negativos através de afirmações positivas. As afirmações, quando repetidas com intenção e convicção, atuam como sementes vibracionais que reconfiguram a energia mental. Por exemplo, frases como "Estou em paz comigo mesmo" ou "Eu escolho pensamentos que nutrem meu bem-estar" podem ser integradas em práticas diárias, como a meditação ou a visualização, para substituir padrões mentais disfuncionais por outros mais alinhados com o bem-estar.

A respiração consciente também é uma ferramenta poderosa para acalmar a mente e dissolver padrões mentais negativos. Durante momentos de agitação mental, o praticante pode focar sua atenção na respiração, inalando profundamente enquanto imagina luz brilhante entrando em sua mente, e exalando qualquer tensão ou pensamento discordante. Esse simples exercício não apenas relaxa a mente, mas também restabelece o fluxo energético, preparando o praticante para trabalhar com frequências superiores.

O uso das frequências arcturianas é outro recurso inestimável na cura mental. Essas energias, ao vibrarem em níveis elevados, têm a capacidade de limpar a densidade acumulada no campo mental e de recalibrar sua frequência. Uma prática recomendada é sentar-se em estado meditativo, invocar as energias arcturianas e visualizar um raio de luz dourada descendo em direção à cabeça, penetrando na mente e dissolvendo qualquer padrão limitante.

Sons e tons específicos também são eficazes para trabalhar com o campo mental. Os Arcturianos ensinam que certas frequências, como as emitidas por tigelas tibetanas ou sinos, ressoam diretamente com o sistema mental, ajudando a dissolver a densidade e a restabelecer a clareza. Ouvir esses sons ou até mesmo cantá-los pode facilitar uma reconfiguração vibracional no campo mental.

Outra técnica útil é a escrita introspectiva. Escrever pensamentos e emoções em um diário permite ao praticante externalizar o que ocupa sua mente, criando espaço para a reflexão e a liberação. Esse processo pode incluir exercícios como listar crenças limitantes e depois escrever afirmações opostas que promovam uma mentalidade mais positiva e expansiva.

O movimento físico, como a ioga ou o tai chi chuan, também beneficia a mente ao liberar tensões acumuladas no corpo que afetam o estado mental. Os movimentos suaves, combinados com a respiração consciente, ajudam a restabelecer a conexão entre o corpo e a mente, permitindo que ambos trabalhem em harmonia.

A conexão com a natureza é outra prática essencial na cura mental. Passar tempo ao ar livre, observar os ciclos naturais e conectar-se com os elementos da Terra ajuda a clarear a mente e restaurar seu equilíbrio. Caminhar em uma floresta, sentir a água de um rio ou simplesmente observar o céu pode proporcionar alívio imediato e uma perspectiva mais ampla diante dos desafios mentais.

Na cura mental, o perdão é um componente crucial. Os Arcturianos ensinam que muitas densidades mentais provêm de pensamentos e emoções não resolvidas em relação a si mesmo ou aos outros. Praticar o perdão, seja através da visualização, afirmações ou rituais simbólicos, libera essa carga energética e abre o caminho para uma maior clareza e paz mental.

À medida que o praticante avança na cura mental, começa a experimentar mudanças significativas em sua percepção e em sua interação com o mundo. Os pensamentos se tornam mais claros, as emoções se estabilizam e surge uma maior capacidade de se concentrar no positivo e construtivo. Esse estado elevado não apenas beneficia o praticante, mas também irradia para seu entorno, criando um efeito de ressonância que eleva a vibração coletiva.

Os Arcturianos nos lembram que a cura mental não é um destino, mas uma jornada contínua de autodescoberta e transformação. A cada prática, o praticante não apenas libera padrões limitantes, mas também fortalece sua conexão com as dimensões superiores e com seu próprio potencial divino. A mente, quando está em equilíbrio, se torna uma aliada poderosa para manifestar um estado de harmonia e plenitude em todos os aspectos do ser.

A cura mental é, em essência, um ato de empoderamento e amor próprio. Ao escolher conscientemente nutrir pensamentos que elevam e liberar aqueles que restringem, o praticante não apenas transforma sua experiência interna, mas também abre a porta para uma vida mais plena e alinhada com as frequências superiores do universo. Esse processo de transformação é um convite para abraçar a liberdade mental e viver a partir de um lugar de clareza, propósito e paz.

A Energia em Movimento e o Som na Cura Arcturiana

A energia, em sua essência mais pura, nunca está estática. Flui, se transforma e se manifesta de diversas maneiras no corpo, na mente e no espírito. Quando esse movimento é interrompido, a energia se estagna, causando desequilíbrios que afetam tanto o bem-estar físico como o emocional e espiritual. No sistema de cura arcturiana, o uso consciente do movimento e do som é chave para desbloquear e restaurar esse fluxo natural, permitindo que a energia vital circule livremente e promova a cura integral.

O movimento, seja físico ou vibracional, atua como um catalisador para liberar bloqueios energéticos e reativar áreas do sistema que ficaram inativas. Esse princípio se reflete em práticas antigas e contemporâneas como a ioga, o tai chi chuan e a dança consciente, todas designadas para alinhar o corpo físico com o fluxo energético. No entanto, os Arcturianos oferecem um enfoque vibracional único que combina movimentos sutis com a intenção e a conexão com as frequências superiores.

Uma das práticas mais simples e eficazes para mobilizar a energia é o balanço consciente do corpo. O praticante, de pé com os pés firmemente plantados no chão, pode balançar-se suavemente para frente e para trás ou de um lado para o outro, sentindo como o movimento ativa o fluxo de energia desde os pés até o topo da cabeça. Esse movimento, acompanhado de respirações profundas, permite liberar tensões e estimular os canais energéticos principais.

O giro é outra técnica poderosa para desbloquear e mobilizar a energia. Inspirado nos movimentos circulares dos dervixes e em práticas arcturianas, esse exercício implica girar lentamente sobre o eixo do corpo, com os braços estendidos ou as mãos sobre os chakras específicos. À medida que o corpo gira, o praticante visualiza a energia fluindo em espiral, limpando e revitalizando o sistema.

A dança consciente, uma expressão mais livre do movimento, também tem um profundo impacto na energia. Em um espaço seguro, o praticante pode permitir que o corpo se mova intuitivamente ao ritmo da música ou mesmo em silêncio, deixando que a energia interna guie cada movimento. Esse ato não só libera bloqueios, mas também conecta o praticante com sua essência mais pura, criando uma ponte entre o corpo físico e as dimensões superiores.

O som, como uma forma vibracional de energia, complementa perfeitamente o movimento no processo de desbloqueio e cura. Cada som gera uma frequência que interage com o campo energético, ajudando a liberar densidades e a restabelecer o fluxo natural. Os Arcturianos ensinam que a voz humana é uma das ferramentas mais poderosas para esse propósito, já que cada tom emitido não só afeta o sistema do praticante, mas também o espaço que o rodeia.

Uma técnica comum é o canto de tons específicos associados com os chakras. Por exemplo, o som "LAM" ressoa com o chakra raiz, enquanto "OM" se associa com o chakra coronário. Ao cantar esses sons, o praticante pode dirigir sua vibração para áreas específicas do corpo, ajudando a desbloquear e revitalizar o fluxo energético.

O uso de instrumentos vibracionais como as tigelas tibetanas, os tambores xamânicos ou os sinos também amplifica o efeito do som na energia em movimento. Esses instrumentos geram ondas que penetram profundamente no sistema energético, rompendo bloqueos e promovendo a harmonização. Por exemplo, tocar um tambor com um ritmo constante enquanto se caminha em círculos pode sincronizar o corpo e o campo energético, criando um fluxo harmonioso.

A respiração rítmica é outra técnica que combina movimento e som para desbloquear a energia. Inspirada em práticas de cura arcturianas, essa técnica implica inspirar profundamente enquanto se levanta uma parte do corpo, como os braços, e expirar enquanto se deixa cair ou abaixar. Esse movimento rítmico, acompanhado de sons como um suspiro ou um canto, estimula a circulação da energia vital por todo o sistema.

Os Arcturianos também enfatizam a importância de trabalhar com o ambiente para amplificar o movimento da energia. Espaços abertos, como um campo ou uma praia, permitem que o corpo e o campo energético se expandam sem restrições. Nesses ambientes, o praticante pode caminhar descalço, mover os braços em amplos círculos ou até mesmo pular suavemente, sentindo como a energia flui através dele e em direção à Terra.

A água é um elemento que naturalmente promove o movimento energético. Os Arcturianos recomendam práticas como caminhar dentro de um rio raso, mover-se suavemente em uma piscina ou até mesmo simplesmente deixar que o corpo flutue na água. Esse contato com a água estimula o fluxo energético enquanto limpa e renova o sistema.

O papel da intenção é fundamental em todas essas práticas. Tanto o movimento como o som se tornam mais eficazes quando o praticante estabelece uma intenção clara, como liberar bloqueios, fortalecer o fluxo energético ou alinhar-se com as frequências superiores. A intenção atua como um guia vibracional que direciona a energia para o propósito desejado, amplificando o impacto das técnicas.

À medida que o praticante integra o movimento e o som em sua vida diária, começa a experimentar uma maior fluidez e leveza em seu sistema energético. Os bloqueios que antes pareciam intransponíveis se dissolvem, e o corpo, a mente e o espírito se sentem mais alinhados e conectados. Essa fluidez não só beneficia o indivíduo, mas também eleva sua capacidade de trabalhar com outros e de canalizar energias superiores de maneira eficaz.

Os Arcturianos nos ensinam que a energia em movimento é a essência da vida. Ao desbloquear o fluxo energético, o praticante não só restaura seu equilíbrio interno, mas também se sintoniza com o ritmo natural do universo, abrindo um caminho para uma maior harmonia, expansão e plenitude. Essas práticas, embora simples em aparência, têm o poder de transformar profundamente o praticante, lembrando-lhe que a verdadeira cura provém do interior, através do fluxo constante e livre da energia vital.

Capítulo 12
Cura Remota e Espaços Sagrados

A cura à distância é uma manifestação clara do princípio universal de que a energia não está limitada pelo tempo nem pelo espaço. No sistema holístico de cura arcturiana, essa prática permite que frequências elevadas sejam canalizadas para outras pessoas, independentemente de sua localização física, criando uma ponte vibracional que facilita a cura e o equilíbrio. Esse método, profundamente respeitado e utilizado pelos Arcturianos, expande as possibilidades da cura, levando apoio e harmonização àqueles que não podem estar presentes fisicamente.

O fundamento da cura à distância reside na compreensão de que tudo no universo está interconectado através de um campo energético unificado. Esse campo, conhecido em diversas tradições como a rede cósmica ou a matriz universal, permite que a energia flua entre os seres sem restrições de espaço. Os Arcturianos ensinam que, ao estabelecer uma intenção clara e focada, o praticante pode acessar esse campo e dirigir as frequências para o receptor com precisão e eficácia.

O primeiro passo na prática da cura à distância é a preparação do espaço energético do praticante. Esse espaço deve ser tranquilo, livre de distrações e carregado de uma intenção clara e positiva. Elementos como cristais, velas, música suave ou símbolos sagrados podem ajudar a elevar a vibração do ambiente, criando um local propício para a canalização de energias superiores.

A conexão com a terra é essencial antes de iniciar qualquer prática de cura à distância. O praticante pode visualizar raízes energéticas que se estendem desde seus pés até o núcleo da Terra, assegurando um fluxo equilibrado e estável de energia.

Essa ancoragem não só protege o praticante de possíveis sobrecargas energéticas, mas também reforça sua capacidade de agir como um canal claro e efetivo.

Uma vez que o espaço está preparado, o praticante estabelece a intenção de se conectar com o receptor. Essa intenção pode ser expressa em silêncio ou em voz alta, formulando uma afirmação como: "Eu me conecto com [nome do receptor] para canalizar energia curadora em alinhamento com seu maior bem". Essa declaração cria uma ponte vibracional que vincula o praticante com o campo energético do receptor.

A visualização é uma ferramenta poderosa na cura à distância. O praticante pode imaginar o receptor como se estivesse à sua frente, rodeado de uma luz brilhante que representa seu campo energético. Enquanto canaliza as frequências arcturianas, pode visualizar essas energias fluindo desde suas mãos ou seu coração para o receptor, preenchendo-o de luz e restaurando o equilíbrio em todas as áreas do seu ser.

O uso de símbolos sagrados também pode ampliar a efetividade da cura à distância. Os Arcturianos ensinam que certos padrões geométricos e símbolos atuam como portais energéticos que intensificam o fluxo de energia. Desenhar ou visualizar esses símbolos no espaço energético do receptor pode ajudar a dirigir e focar as frequências para áreas específicas que necessitam de atenção.

Durante a prática, o praticante pode sentir sensações sutis que indicam a troca energética, como calor nas mãos, vibrações suaves ou imagens intuitivas relacionadas ao receptor. Essas percepções não são obrigatórias, mas atuam como sinais de que a conexão está ativa e de que as energias estão fluindo.

O tempo dedicado à cura à distância varia de acordo com as necessidades do receptor e a intuição do praticante. No entanto, entre 10 e 20 minutos geralmente são suficientes para uma sessão efetiva. Ao concluir, é importante fechar conscientemente a conexão energética. Isso pode ser feito agradecendo ao receptor e ao universo pela oportunidade de canalizar as energias e visualizando que a ponte vibracional se dissolve suavemente.

A proteção energética é crucial após cada sessão. O praticante pode visualizar uma bolha de luz protetora que o rodeia, certificando-se de que qualquer energia residual indesejada seja transmutada ou liberada. Também é recomendável realizar uma limpeza energética, como sacudir as mãos ou lavar as palmas com água fria, para restabelecer a neutralidade do campo energético do praticante.

É importante lembrar que a cura à distância deve ser realizada sempre com o consentimento do receptor. Embora a intenção por trás da prática seja positiva, respeitar o livre-arbítrio do receptor é um princípio ético fundamental no sistema arcturiano. Em casos em que não seja possível obter o consentimento explícito, como com pessoas inconscientes ou em situações de emergência, pode-se estabelecer a intenção de que as energias sejam utilizadas apenas se o receptor estiver disposto a recebê-las.

A cura à distância não beneficia apenas o receptor, mas também o praticante, fortalecendo sua capacidade de trabalhar com energias superiores e aprofundando sua conexão com o campo unificado. Além disso, essa prática permite que as frequências arcturianas cheguem a lugares e pessoas que de outro modo não poderiam acessá-las, expandindo seu impacto transformador no mundo.

Os Arcturianos nos ensinam que a cura à distância é um lembrete da nossa interconexão universal. Através dessa prática, o praticante se torna um canal consciente de amor e equilíbrio, levando luz àqueles que mais precisam, independentemente das barreiras físicas. Esse ato não só transforma o receptor, mas também eleva a vibração coletiva, contribuindo para o bem-estar e a harmonia planetários.

Com cada sessão, a cura à distância reforça a verdade fundamental de que a energia transcende todas as fronteiras e que, ao nos alinharmos com as frequências superiores, podemos tocar vidas, curar corações e transformar realidades, mesmo à distância.

Espaços Sagrados

Os espaços que habitamos são extensões do nosso campo energético, reflexos de nossas emoções, pensamentos e experiências. Um ambiente carregado de energias desequilibradas pode afetar nossa saúde física, emocional e espiritual, limitando nossa capacidade de conectar com as dimensões superiores. No sistema holístico de cura arcturiana, a cura de ambientes é uma prática essencial que não só limpa e harmoniza os espaços físicos, mas também estabelece um fluxo energético elevado que sustenta aqueles que os habitam.

Todo espaço tem uma vibração inerente que é influenciada por diversos fatores: as pessoas que o ocupam, as emoções geradas em seu interior, os objetos presentes e até mesmo os eventos que aconteceram ali. As energias densas, como o estresse, a raiva ou a dor, podem se acumular em um ambiente, criando bloqueios que afetam a qualidade de vida e dificultam o fluxo de frequências superiores. A cura de ambientes busca liberar essas densidades, restaurando a harmonia e elevando a vibração do espaço.

O primeiro passo para curar um ambiente é reconhecer seu estado energético. Isso pode ser feito através da observação consciente, prestando atenção em como se sente o espaço. Há áreas que parecem mais pesadas ou desconfortáveis? É possível perceber emoções ou lembranças associadas a certos lugares? Os Arcturianos ensinam que desenvolver essa sensibilidade para o ambiente é chave para identificar as áreas que necessitam de atenção.

Uma das ferramentas mais comuns para a limpeza energética de espaços é o uso de fumaça sagrada, como a da sálvia branca ou do palo santo. Essas plantas têm propriedades vibracionais que dissolvem e transmutam as energias densas, deixando o ambiente limpo e revitalizado. Durante essa prática, o praticante pode caminhar pelo espaço segurando a planta acesa, permitindo que a fumaça flua para os cantos, portas e janelas, enquanto estabelece uma intenção clara de liberação e harmonização.

O som é outra ferramenta poderosa para a cura de ambientes. Os instrumentos vibracionais, como os taças tibetanas, os tambores xamânicos ou os sinos, geram frequências que penetram profundamente no campo energético do espaço, desfazendo bloqueios e promovendo um fluxo equilibrado. Ao tocar esses instrumentos em diferentes áreas do ambiente, o praticante pode ampliar seu efeito combinando-os com a intenção de elevar a vibração do local.

A luz, tanto natural quanto simbólica, é fundamental para a cura de espaços. Abrir as janelas para permitir a entrada de luz solar não só purifica o ambiente, mas também o preenche com energia vital. Em nível simbólico, acender velas ou visualizar raios de luz dourada fluindo para o espaço atua como um catalisador para a transmutação de energias densas.

A limpeza física também influencia diretamente no estado energético de um ambiente. A desordem e os objetos acumulados podem reter e estagnar a energia, impedindo seu fluxo natural. Os Arcturianos recomendam uma limpeza profunda e consciente, durante a qual o praticante pode estabelecer a intenção de liberar não apenas os objetos físicos desnecessários, mas também as energias que eles podem ter acumulado.

Os cristais são aliados valiosos na cura de ambientes. Pedras como a ametista, o quartzo transparente e a turmalina negra podem ser colocadas estrategicamente no espaço para absorver, transmutar e estabilizar as energias. Por exemplo, colocar um quartzo transparente no centro de um cômodo pode atuar como um amplificador de vibrações elevadas, enquanto uma turmalina negra perto da porta protege o espaço de influências externas negativas.

A geometria sagrada é outra ferramenta vibracional que pode ser utilizada para harmonizar espaços. Os padrões geométricos, como a Flor da Vida ou o Cubo de Metatron, podem ser representados fisicamente no ambiente, seja como decorações, mandalas ou até mesmo traçados no ar através da visualização. Esses padrões atuam como portais energéticos que conectam o espaço com as dimensões superiores, estabilizando e elevando sua vibração.

O uso da água também é eficaz para limpar e revitalizar um ambiente. Um recipiente com água salgada pode ser colocado em um canto ou no centro do cômodo durante um tempo determinado, permitindo que absorva as energias densas. Depois, a água deve ser descartada de maneira respeitosa, de preferência em um local onde possa ser transmutada, como a terra.

A intenção e a conexão com as frequências arcturianas são o núcleo de qualquer prática de cura de ambientes. Antes de começar, o praticante pode invocar essas energias superiores, visualizando um raio de luz azul ou dourada descendo das dimensões superiores para o espaço, limpando-o e preenchendo-o com vibrações elevadas. Essa intenção estabelece uma ponte vibracional que permite que as frequências arcturianas trabalhem diretamente no ambiente.

A cura de ambientes não só restaura a harmonia, mas também cria um espaço que sustenta o bem-estar e a expansão espiritual daqueles que o habitam. Um ambiente energeticamente equilibrado atua como um refúgio vibracional, facilitando a conexão com as dimensões superiores e fortalecendo o sistema energético individual.

Além disso, os Arcturianos ensinam que a cura de espaços tem um impacto coletivo, já que cada ambiente harmonizado contribui para o equilíbrio geral do planeta. Ao limpar e elevar a vibração dos espaços que habitamos, não apenas nos beneficiamos individualmente, mas também contribuímos para um fluxo energético mais equilibrado e positivo no mundo.

A prática constante da cura de ambientes é um ato de cuidado e respeito para conosco e para com o espaço que compartilhamos com os outros. A cada limpeza e harmonização, o praticante não só transforma o ambiente, mas também fortalece sua conexão com as frequências superiores, lembrando que a verdadeira cura é um ato de colaboração entre o indivíduo, seu ambiente e o universo.

Capítulo 13
Cura Multidimensional e Fusão Energética

À medida que o praticante se aprofunda no sistema de cura arcturiano, novas possibilidades se abrem para trabalhar com energias mais complexas e multidimensionais. As práticas avançadas são o próximo passo neste caminho, oferecendo ferramentas e técnicas que permitem explorar níveis superiores de cura, conexão e transformação. Essas práticas requerem uma base sólida nos fundamentos já abordados, assim como um compromisso constante com a ética, a intenção e a preparação espiritual.

Um dos pilares das práticas avançadas é a cura multidimensional. Os Arcturianos ensinam que os desequilíbrios energéticos nem sempre se originam no plano físico ou emocional, mas podem ter raízes em outras dimensões do ser, como o mental, o espiritual ou mesmo em linhas de tempo passadas ou futuras. A cura multidimensional implica acessar esses níveis e trabalhar diretamente neles para liberar bloqueios e restaurar a harmonia.

Para começar com esta prática, o praticante deve entrar em um estado de profunda meditação, utilizando técnicas de conexão previamente aprendidas. Durante esta meditação, pode visualizar-se ascendendo através de uma escada de luz ou movendo-se através de um portal para uma dimensão superior. Neste espaço energético elevado, o praticante estabelece a intenção de identificar e curar qualquer desequilíbrio que possa estar afetando o receptor, seja ele mesmo ou outra pessoa.

O trabalho com linhas de tempo é uma extensão da cura multidimensional. Os bloqueios ou padrões disfuncionais que se manifestam no presente frequentemente têm sua origem em eventos do passado ou em projeções do futuro. Mediante a conexão com as frequências arcturianas, o praticante pode acessar essas linhas de tempo, identificando os pontos chave que necessitam de cura e direcionando energia para eles. Este trabalho não altera os eventos ocorridos, mas transforma seu impacto energético, liberando o receptor de cargas emocionais ou cármicas.

A integração de frequências específicas é outra prática avançada no sistema arcturiano. Cada frequência vibracional tem um propósito único, como limpar, proteger, ativar ou transformar. Os Arcturianos transmitem essas frequências através de visualizações, sons ou símbolos específicos que o praticante pode utilizar em suas sessões. Por exemplo, a frequência violeta é ideal para a transmutação de energias densas, enquanto a frequência dourada promove a conexão com a sabedoria universal.

O uso de padrões geométricos complexos, como mandalas dinâmicos ou estruturas tridimensionais, também é uma característica das práticas avançadas. Esses padrões atuam como mapas energéticos que guiam o fluxo das frequências para áreas específicas do sistema energético. Em uma sessão, o praticante pode visualizar um padrão geométrico flutuando sobre o receptor, girando e ajustando-se para ativar centros energéticos ou desbloquear canais.

Outra ferramenta avançada é a ativação do corpo de luz. Este corpo energético, também conhecido como Merkaba em algumas tradições, é uma estrutura vibracional que conecta o indivíduo com as dimensões superiores e com sua essência divina. Ativar o corpo de luz permite ao praticante não só acessar níveis mais elevados de consciência, mas também canalizar energias superiores de maneira mais eficaz.

Para ativar o corpo de luz, o praticante pode visualizar dois tetraedros entrelaçados, um apontando para cima e outro para baixo, girando ao seu redor. Durante esta visualização, se estabelece a intenção de ativar esta estrutura, permitindo que as frequências arcturianas fluam através dela. Este processo não só eleva a vibração geral do praticante, mas também fortalece seu campo energético e o protege contra influências externas negativas.

O trabalho com grupos é outro aspecto das práticas avançadas. Quando várias pessoas se reúnem com uma intenção comum de cura, o campo energético coletivo amplifica o impacto das frequências canalizadas. Nessas sessões, o praticante pode atuar como um facilitador, guiando o grupo através de meditações, visualizações e canalizações que beneficiem tanto os indivíduos como o coletivo.

Os Arcturianos também ensinam que as práticas avançadas incluem a colaboração consciente com guias e mestres espirituais. Esses seres de alta vibração oferecem orientação, proteção e apoio energético durante as sessões. Estabelecer uma conexão com esses guias requer uma intenção clara e uma disposição para ouvir e seguir sua sabedoria. Durante uma sessão, o praticante pode invocar os mestres arcturianos, pedindo-lhes que trabalhem diretamente com o receptor para abordar os desequilíbrios em um nível mais profundo.

Finalmente, a integração é um componente crucial das práticas avançadas. À medida que o praticante trabalha com energias mais elevadas e técnicas mais complexas, é essencial tomar tempo para assimilar e equilibrar as experiências. Isso inclui práticas de conexão com a terra, descanso adequado e autorreflexão para garantir que as energias integradas fluam de maneira harmoniosa no sistema energético do praticante.

As práticas avançadas não são um fim em si mesmas, mas um meio para aprofundar no caminho da cura e da conexão espiritual. Os Arcturianos nos lembram que a verdadeira maestria não reside na complexidade das técnicas, mas na intenção pura e no compromisso ético com o bem-estar de todos os seres.

À medida que o praticante incorpora essas ferramentas e técnicas em seu trabalho, não só expande suas habilidades e compreensão, mas também se torna um canal mais claro e poderoso para as frequências superiores. Esta jornada em direção ao avançado é um convite para explorar as vastas possibilidades do universo energético, sempre guiado pelo amor, a compaixão e o propósito de servir ao bem maior.

A fusão energética é um enfoque avançado no sistema de cura arcturiano, no qual diferentes técnicas, frequências e métodos se integram para criar um fluxo sinérgico de energia. Esta prática permite ao praticante combinar elementos de diversos sistemas de cura, como a imposição de mãos, a visualização, o som e a geometria sagrada, com as frequências arcturianas. O resultado é uma experiência única de cura que amplifica a eficácia das ferramentas utilizadas, adaptando-se às necessidades específicas do receptor ou do entorno.

O princípio fundamental por trás da fusão energética é a interconexão. Os Arcturianos ensinam que todas as formas de energia estão entrelaçadas e que a cura mais eficaz ocorre quando essas energias trabalham em conjunto de maneira harmoniosa. A fusão energética, portanto, não se trata de sobrepor técnicas ao acaso, mas de reconhecer como cada elemento contribui para o equilíbrio global e utilizá-lo conscientemente em sinergia com outros.

A preparação para a fusão energética começa com a intenção clara do praticante. Antes de uma sessão, o praticante pode refletir sobre as necessidades específicas do receptor ou do espaço, identificando as áreas que requerem atenção e escolhendo as técnicas que melhor se adaptem a elas. Este processo pode incluir a criação de um plano flexível que permita ajustes intuitivos durante a sessão.

Um dos aspectos chave da fusão energética é a combinação de frequências. Cada técnica ou ferramenta vibracional tem sua própria frequência inerente, e o praticante deve aprender a trabalhar com essas vibrações de maneira consciente. Por exemplo, enquanto utiliza cristais como o quartzo rosa para trabalhar com o chakra do coração, o praticante pode simultaneamente canalizar frequências arcturianas dirigidas a liberar emoções aprisionadas, maximizando o impacto neste centro energético.

O som é uma ferramenta que se presta naturalmente à fusão energética. Ao utilizar instrumentos como taças tibetanas, tambores ou sinos, o praticante pode combinar as vibrações sonoras com visualizações ou símbolos arcturianos, intensificando o fluxo energético. Por exemplo, durante uma sessão, o praticante poderia tocar uma taça tibetana enquanto visualiza um padrão geométrico específico flutuando sobre o receptor, amplificando a ressonância em seu sistema energético.

A geometria sagrada também desempenha um papel importante na fusão energética. Os padrões geométricos atuam como mapas vibracionais que guiam o fluxo de energia para áreas específicas do sistema do receptor. Durante uma sessão, o praticante pode integrar a visualização de uma mandala com o uso de ferramentas físicas, como cristais colocados em pontos estratégicos ao redor do receptor. Esta combinação permite que as energias trabalhem juntas de maneira coerente para restaurar o equilíbrio.

O movimento físico consciente é outro elemento que pode ser integrado na fusão energética. Práticas como yoga, tai chi chuan ou mesmo movimentos intuitivos podem ser utilizados para desbloquear e mobilizar a energia no corpo, enquanto o praticante canaliza frequencias arcturianas para o receptor. Este enfoque não só beneficia o receptor, mas também ajuda o praticante a manter sua própria energia equilibrada durante a sessão.

A fusão energética também inclui a integração de técnicas de diferentes tradições de cura. Os Arcturianos ensinam que todas as práticas espirituais e energéticas, quando utilizadas com intenção pura, são expressões do mesmo fluxo universal. Portanto, o praticante pode incorporar elementos de tradições como o Reiki, a cura xamânica ou a terapia de som, combinando-os com as frequências arcturianas para criar um enfoque único e holístico.

Um exemplo prático desta integração seria combinar a imposição de mãos com o uso de mantras ou cantos sagrados. Enquanto o praticante coloca suas mãos sobre o receptor, pode cantar ou recitar um mantra específico que ressoe com o centro energético em questão. Ao mesmo tempo, pode visualizar um raio de luz dourada fluindo através de suas mãos para o receptor, unindo o poder do som, a intenção e a energia canalizada em um único fluxo coerente.

A intuição é fundamental na fusão energética. Embora o conhecimento técnico e a preparação sejam importantes, o praticante deve estar aberto aos ajustes intuitivos durante a sessão. Os Arcturianos enfatizam que a energia trabalha de maneira mais eficaz quando flui livremente, sem restrições impostas por expectativas rígidas. Escutar os sinais do receptor e permitir que as energias se guiem por si mesmas é um aspecto essencial desta prática.

O fechamento e a integração são etapas cruciais na fusão energética. Uma vez que se tenha trabalhado com múltiplas técnicas e frequências, o praticante deve assegurar-se de que as energias estejam equilibradas e completamente integradas no sistema do receptor. Isto pode ser conseguido mediante a visualização de uma luz suave que envolve todo o corpo do receptor, estabilizando o fluxo energético e assegurando que os efeitos da sessão sejam duradouros.

Além disso, os Arcturianos nos lembram que a fusão energética não só beneficia o receptor, mas também o praticante. Ao combinar técnicas e trabalhar com frequências elevadas, o praticante aprofunda sua conexão com as energias superiores e fortalece seu próprio campo energético. Este processo é uma experiência de aprendizado contínuo, na qual cada sessão aporta novas percepções e habilidades.

A fusão energética é um ato criativo e transformador que permite ao praticante explorar as infinitas possibilidades do trabalho com energia. Ao integrar técnicas, frequências e ferramentas com intenção e consciência, cria-se um fluxo vibracional único que não só cura, mas também eleva a vibração de todos os envolvidos. Esta prática, em essência, é uma celebração da unidade e da interconexão de todas as formas de energia, recordando-nos que a cura é uma arte em constante evolução.

Capítulo 14
Cura Coletiva e Intuição

A cura coletiva representa um poderoso ato de colaboração energética, no qual as intenções, vibrações e frequências de múltiplos indivíduos convergem para gerar um impacto transformador em grupos, comunidades e até mesmo no campo energético planetário. No sistema holístico de cura arcturiana, essa prática não apenas eleva a vibração dos participantes, mas também atua como um catalisador para o equilíbrio e a harmonização em escalas maiores.

Os Arcturianos ensinam que o campo energético coletivo amplifica as energias individuais, criando um fluxo vibracional mais forte e efetivo. Quando um grupo se reúne com uma intenção comum de cura, as frequências geradas transcendem os limites individuais e penetram nas camadas mais profundas do campo energético grupal, dissolvendo bloqueios e promovendo um estado de harmonia.

O primeiro passo na cura coletiva é estabelecer um propósito claro e compartilhado. Esse propósito pode variar desde a cura de um grupo específico até o apoio energético a uma região em crise ou a elevação da vibração planetária. A clareza na intenção atua como um guia vibracional que alinha as energias de todos os participantes, criando um fluxo coerente e poderoso.

A preparação é essencial para uma sessão de cura coletiva. Isso inclui tanto o espaço físico quanto o estado energético dos participantes. O local onde se realiza a sessão deve ser tranquilo, limpo e propício para a concentração. Elementos como velas, cristais, símbolos sagrados ou música de alta frequência podem ajudar a elevar a vibração do espaço.

Cada participante deve preparar seu próprio sistema energético antes da sessão. Isso inclui práticas de conexão com a terra, respiração consciente e alinhamento de intenções. Os Arcturianos recomendam que os participantes realizem uma breve meditação em grupo no início, visualizando um raio de luz descendo desde as dimensões superiores em direção ao grupo, conectando todos os presentes em um campo energético unificado.

A visualização é uma ferramenta central na cura coletiva. Durante a sessão, os participantes podem se unir em uma visualização guiada que representa o propósito compartilhado. Por exemplo, se o objetivo é enviar energia curadora a uma comunidade afetada, o grupo pode imaginar um raio de luz dourada fluindo desde o centro do grupo em direção à região específica, envolvendo-a em amor, paz e equilíbrio.

O uso de som e vibração amplifica significativamente o impacto da cura coletiva. Instrumentos como tigelas tibetanas, tambores xamânicos ou diapasões podem ser tocados em sincronia com as intenções do grupo, gerando uma ressonância que penetra profundamente no campo energético coletivo. Além disso, os participantes podem cantar mantras ou tons específicos que se alinhem com o propósito da sessão, fortalecendo o fluxo vibracional.

A geometria sagrada é outra ferramenta poderosa na cura coletiva. Os padrões geométricos, como a Flor da Vida ou o Merkaba, podem ser visualizados ou representados fisicamente no espaço do grupo. Esses padrões atuam como portais vibracionais que canalizam as frequências superiores para o campo coletivo, intensificando o impacto da sessão.

Durante a prática, a intuição desempenha um papel crucial. Embora se possa planejar certas estruturas ou técnicas, é importante que o grupo permaneça aberto a ajustes espontâneos guiados pelas energias presentes. Os Arcturianos ensinam que as frequências superiores frequentemente guiam o fluxo da sessão, mostrando áreas específicas que necessitam de atenção ou revelando padrões que devem ser liberados.

A finalização e o fechamento são etapas críticas na cura coletiva. Ao concluir a sessão, é essencial que o grupo dedique tempo para estabilizar e selar as energias geradas. Isso pode ser feito por meio de uma visualização em grupo na qual todos imaginam um campo de luz envolvendo e protegendo o propósito trabalhado. Além disso, agradecer às energias superiores e aos participantes por sua contribuição fortalece o impacto da prática.

Os efeitos da cura coletiva não se limitam ao grupo ou ao receptor imediato. Os Arcturianos explicam que as frequências geradas nessas sessões se expandem além do tempo e do espaço, influenciando no equilíbrio do campo energético planetário. Cada ato de cura coletiva contribui para o bem-estar global, atuando como um farol vibracional que eleva a consciência e promove a harmonia universal.

Além disso, as sessões de cura coletiva têm um efeito transformador nos participantes. Ao contribuir para o bem-estar do grupo ou de uma causa maior, os indivíduos fortalecem sua própria conexão com as frequências superiores, experimentam uma expansão de seu campo energético e desenvolvem um sentido mais profundo de unidade com os outros e com o universo.

Os Arcturianos nos lembram que a cura coletiva não requer um número específico de participantes nem uma complexidade técnica avançada. Mesmo um pequeno grupo com uma intenção clara pode gerar um impacto significativo. O mais importante é a pureza da intenção e o compromisso dos participantes com o propósito compartilhado.

Em última análise, a cura coletiva é uma expressão da interconexão universal. Através dessa prática, o grupo não apenas transforma o campo energético que o rodeia, mas também se torna um canal para as frequências superiores que beneficiam toda a criação. Esse ato de colaboração energética é um lembrete de que a verdadeira cura ocorre quando trabalhamos juntos, guiados pelo amor e pelo desejo de contribuir para o bem maior.

1. A Intuição

A intuição é uma das ferramentas mais valiosas no sistema de cura arcturiana, uma ponte entre a mente consciente e as dimensões superiores. Desenvolver esse dom inato permite ao praticante sintonizar com as energias sutis, receber mensagens claras e agir com precisão durante as práticas de cura. Os Arcturianos ensinam que a intuição não é um privilégio de poucos, mas uma capacidade inerente a todos os seres humanos, que pode ser cultivada através da prática, da abertura e da intenção consciente.

O desenvolvimento intuitivo começa com o reconhecimento de que a intuição não se limita a um canal específico, como a visão ou o ouvido interno. Cada indivíduo tem seu próprio estilo intuitivo, que pode se manifestar como sensações corporais, imagens mentais, palavras internas ou simplesmente uma certeza inexplicável. Compreender e aceitar essas diferenças é chave para fortalecer essa conexão.

O primeiro passo para desenvolver a intuição é criar um espaço interno de calma e receptividade. A mente ruidosa e o estresse bloqueiam as mensagens intuitivas, por isso práticas como a meditação e a respiração consciente são fundamentais. Durante essas práticas, o praticante pode se concentrar no silêncio interno, permitindo que os pensamentos se dissolvam e criando um canal claro para receber impressões intuitivas.

Uma técnica básica para estimular a intuição é o exercício de perguntas internas. O praticante pode formular uma pergunta clara e específica, como "O que devo saber sobre esta situação?" ou "Qual é o próximo passo no meu caminho?". Em seguida, entra em um estado de calma, prestando atenção às primeiras impressões que surgem, sejam imagens, palavras, sensações ou emoções. É importante não analisar nem julgar essas respostas, mas simplesmente recebê-las como vêm.

Os Arcturianos ensinam que a intuição se fortalece com a prática constante da observação consciente. Isso implica prestar atenção aos pequenos detalhes da vida diária, como padrões repetitivos, coincidências ou sensações internas frente a certas pessoas ou situações. Esse exercício não apenas melhora a percepção intuitiva, mas também treina o praticante para confiar em suas impressões sutis.

A conexão com as frequências arcturianas é um catalisador poderoso para o desenvolvimento intuitivo. Durante uma meditação, o praticante pode visualizar um raio de luz azul descendo desde as dimensões superiores em direção à sua coroa, abrindo e ativando os canais intuitivos. Essa prática não apenas limpa bloqueios energéticos, mas também sintoniza o praticante com as vibrações mais elevadas, facilitando a recepção de mensagens claras.

O uso de ferramentas vibracionais, como cristais ou símbolos sagrados, também pode apoiar o desenvolvimento intuitivo. Cristais como a ametista, a labradorita ou o quartzo transparente têm propriedades específicas que amplificam as capacidades intuitivas. Colocar um cristal no terceiro olho durante uma meditação ou levá-lo como amuleto pode intensificar a conexão com as energias superiores.

O diário intuitivo é outra ferramenta eficaz para fortalecer essa capacidade. Ao escrever regularmente sobre pensamentos, impressões e mensagens percebidas, o praticante não apenas treina sua intuição, mas também desenvolve um registro valioso de padrões e sincronicidades que podem guiar seu caminho. Esse hábito reforça a confiança nas percepções internas e facilita a integração da intuição na vida diária.

O corpo é um aliado importante no desenvolvimento intuitivo. As sensações físicas, como uma opressão no peito, um formigamento no abdômen ou um calor nas mãos, frequentemente atuam como sinais intuitivos. Aprender a escutar e compreender essas respostas corporais é essencial para interpretar as mensagens energéticas de maneira eficaz.

Outra técnica avançada para potencializar a intuição é a prática da visualização dirigida. Durante uma meditação, o praticante pode imaginar uma paisagem simbólica, como um jardim ou um templo, e explorar esse espaço interno em busca de mensagens. Os objetos, cores ou figuras que aparecem nessas visualizações geralmente contêm informações relevantes para a situação atual do praticante.

O desenvolvimento intuitivo não se trata apenas de receber informações, mas também de agir sobre ela com confiança. Os Arcturianos ensinam que cada vez que o praticante segue sua intuição, reforça a conexão com essa capacidade e envia uma mensagem clara ao universo de que está pronto para receber mais orientação. Mesmo os passos pequenos e as decisões aparentemente insignificantes podem fortalecer esse laço vibracional.

A conexão com a natureza é outra prática chave para o desenvolvimento intuitivo. Passar tempo ao ar livre, observando o fluxo da vida natural, ajuda a sintonizar com o ritmo universal e a despejar bloqueios mentais. Os Arcturianos recomendam práticas simples como caminhar descalço sobre a terra, observar o céu noturno ou escutar os sons de um rio como meios para abrir os canais intuitivos.

O desenvolvimento intuitivo é um processo contínuo que requer paciência, dedicação e autocompaixão. Não se trata de alcançar um estado ideal, mas de explorar e fortalecer essa conexão com o tempo. Os erros ou as interpretações errôneas são parte natural do caminho, e cada experiência, seja qual for o resultado, contribui para o crescimento do praticante.

Os Arcturianos nos lembram que a intuição não é apenas uma ferramenta para a cura ou a tomada de decisões, mas também uma porta para uma conexão mais profunda com o eu superior e com as dimensões superiores. À medida que o praticante fortalece essa capacidade, experimenta uma maior clareza, confiança e fluidez em seu caminho, abrindo novas possibilidades de crescimento e expansão espiritual.

A intuição, em sua essência, é um lembrete de que as respostas e a guia sempre estão disponíveis dentro de nós. Ao desenvolver esse dom, o praticante não apenas transforma sua própria experiência, mas também se torna um canal mais claro e eficaz para as frequências superiores, trazendo luz e clareza ao mundo que o rodeia.

Capítulo 15
Cristais e Cura Arcturiana

Os cristais têm sido reconhecidos ao longo da história como ferramentas sagradas, portadoras de energias que interagem com o campo energético humano e com as frequências do universo. No sistema holístico de cura arcturiana, os cristais não são apenas objetos físicos, mas também manifestações vibracionais que atuam como pontes entre as dimensões. Sua capacidade de amplificar, armazenar e direcionar energia os converte em aliados indispensáveis para potencializar as práticas de cura e elevar a conexão com as frequências superiores.

Cada cristal possui uma composição única e uma estrutura geométrica inerente que define sua vibração. Os Arcturianos ensinam que esta vibração interage com o campo energético humano, harmonizando, limpando e fortalecendo o fluxo de energia. Além disso, os cristais podem ser programados com intenções específicas, o que os torna ferramentas versáteis e personalizáveis nas práticas de cura.

O primeiro passo para trabalhar com cristais é selecionar aqueles que ressoem com o propósito desejado. Por exemplo, o quartzo transparente é conhecido por sua capacidade de amplificar a energia e a intenção, enquanto a ametista promove a calma, a clareza mental e a conexão espiritual. O quartzo rosa, por outro lado, trabalha com o chakra do coração, facilitando a cura emocional e o amor próprio. Os Arcturianos recomendam escolher cristais não apenas por sua função conhecida, mas também confiando na intuição, permitindo que o praticante seja guiado até o cristal que necessita naquele momento.

Antes de utilizar um cristal, é fundamental limpá-lo energeticamente para liberar qualquer vibração residual que possa ter absorvido. Existem diversas técnicas para isso, como passar o cristal pela fumaça de sálvia ou palo santo, submergi-lo brevemente em água salgada (se sua composição permitir) ou expô-lo à luz do sol ou da lua. Durante este processo, o praticante deve estabelecer a intenção de purificar o cristal, visualizando como a energia densa se dissolve e é transmutada.

A programação de cristais é uma prática chave no sistema arcturiano. Isso implica estabelecer uma intenção clara e carregar o cristal com essa intenção para que atue como um canal vibracional específico. Para fazê-lo, o praticante pode segurar o cristal em suas mãos, fechando os olhos e visualizando a intenção entrando em sua estrutura, como se a luz impregnasse cada faceta do mineral. Por exemplo, um quartzo transparente pode ser programado para amplificar a energia durante uma sessão de cura, ou uma obsidiana negra para proteger contra influências externas negativas.

Os cristais podem ser colocados diretamente sobre o corpo durante uma sessão de cura, alinhando-os com os chakras ou áreas específicas que necessitem de atenção. Por exemplo, colocar uma ametista sobre o terceiro olho pode ajudar a acalmar a mente e facilitar a abertura intuitiva, enquanto uma turmalina negra no chakra raiz fortalece a conexão com a terra e protege o campo energético.

No trabalho com cristais, a geometria sagrada amplifica seus efeitos. Ao dispor os cristais em padrões geométricos, como a Flor da Vida ou o Merkaba, cria-se um campo energético que potencializa a harmonização e a conexão com as frequências superiores. Essas disposições podem ser realizadas ao redor do receptor, em um altar ou mesmo como uma visualização durante a meditação.

O uso de cristais em combinação com outras ferramentas vibracionais, como o som ou as frequências arcturianas, é outra técnica avançada neste trabalho. Por exemplo, durante uma sessão de cura, o praticante pode tocar um taça tibetana enquanto direciona a energia para um cristal programado, permitindo que as vibrações do som e do cristal se unam para amplificar o impacto energético.

Os cristais também são úteis na cura de ambientes. Colocá-los estrategicamente em diferentes áreas de um espaço pode equilibrar e elevar a vibração geral. Por exemplo, um quartzo rosa no quarto promove a calma e o amor, enquanto uma ametista perto de uma janela pode transmutar energias externas densas antes que ingressem no lar.

O trabalho com cristais não se limita a sessões de cura formais. Os praticantes podem levar cristais consigo durante o dia, como amuletos ou em bolsos, para manter uma vibração elevada e proteger seu campo energético. Os Arcturianos ensinam que os cristais atuam como companheiros energéticos, nos recordando nossa conexão com a Terra e com as dimensões superiores.

À medida que o praticante aprofunda sua relação com os cristais, pode experimentar uma comunicação mais intuitiva com eles. Cada cristal tem uma "personalidade" energética única, e ao trabalhar com eles regularmente, o praticante pode começar a perceber impressões, mensagens ou sensações que guiam seu uso. Essa interação fortalece a conexão vibracional e permite um trabalho mais preciso e efetivo.

O cuidado e o respeito em relação aos cristais são fundamentais neste caminho. Os Arcturianos enfatizam que estes minerais não são meros objetos, mas companheiros vibracionais que respondem à energia e à intenção do praticante. Mantê-los limpos, carregados e em um lugar especial assegura que permaneçam vibracionalmente ativos e prontos para uso.

Os cristais, em essência, são recordatórios tangíveis da conexão entre o físico e o energético. Ao trabalhar com eles, o praticante não só amplifica sua capacidade de canalizar e dirigir energia, mas também aprofunda sua compreensão das interações vibracionais que sustentam o universo.

No sistema arcturiano, os cristais são muito mais que ferramentas; são aliados que nos conectam com a sabedoria da Terra e com as dimensões superiores, ajudando-nos a curar, transformar e elevar nossa vibração para estados de maior harmonia e plenitude.

Ancoragem de Luz

A ancoragem de luz é uma prática central no sistema holístico de cura arcturiana, projetada para estabelecer um fluxo estável e contínuo de energias superiores no sistema energético do praticante e em seu entorno. Esse processo implica canalizar frequências elevadas desde as dimensões superiores para o plano físico, criando uma ponte vibracional que não só restaura o equilíbrio e a harmonia, mas também atua como um farol de luz para aqueles ao seu redor.

Os Arcturianos ensinam que a ancoragem de luz não é um ato passivo, mas uma colaboração ativa entre o praticante e as forças universais. Através dessa prática, o praticante se torna um canal consciente para as energias superiores, ajudando a integrar essas frequências em seu corpo, mente e espírito, assim como no ambiente onde se encontra.

O primeiro passo para a ancoragem de luz é preparar o espaço interno e externo. Isso começa com uma limpeza energética pessoal, utilizando técnicas como a respiração consciente, a visualização de luz purificadora ou o uso de cristais específicos como o quartzo transparente ou a ametista. Ao mesmo tempo, é importante limpar e harmonizar o entorno físico, garantindo que o espaço esteja livre de distrações e energias densas.

Uma vez preparado o espaço, o praticante estabelece uma intenção clara para a ancoragem de luz. Essa intenção atua como um guia vibracional que alinha o praticante com as frequências superiores. Pode ser formulada em palavras, como "Eu me abro para canalizar e ancorar a luz para o maior bem de todos os seres", ou simplesmente mantida como uma intenção interna clara e sincera.

A visualização é uma ferramenta chave nesse processo. Durante a prática, o praticante pode imaginar um raio de luz brilhante descendo desde as dimensões superiores até sua coronilla, fluindo através de seu corpo e se estendendo em direção à Terra. Essa visualização não só fortalece a conexão com as energias superiores, mas também ajuda a integrar essas frequências no sistema energético do praticante.

O uso de símbolos arcturianos pode amplificar o impacto da ancoragem de luz. Esses símbolos, que atuam como portais vibracionais, podem ser visualizados flutuando sobre o praticante ou desenhados com as mãos no espaço energético. Cada símbolo possui uma frequência específica que guia e estrutura o fluxo de luz, assegurando que se integre de maneira equilibrada e harmoniosa.

A respiração consciente é outra ferramenta poderosa durante a ancoragem de luz. Ao inspirar profundamente, o praticante pode imaginar que a luz entra em seu corpo, preenchendo cada célula e cada espaço energético. Ao expirar, visualiza que essa luz se expande para seu entorno, irradiando amor, paz e equilíbrio. Esse ciclo de respiração ajuda a estabelecer um fluxo constante de energia que conecta o praticante com as dimensões superiores e com a Terra.

A ancoragem de luz não beneficia apenas o praticante, mas também o ambiente no qual é realizada. Os Arcturianos ensinam que essa prática tem um impacto no campo energético do espaço, elevando sua vibração e criando um ambiente propício para a cura, a meditação e o crescimento espiritual. Por essa razão, recomenda-se praticar a ancoragem de luz regularmente em lares, locais de trabalho ou qualquer espaço onde se percebam energias densas ou desequilíbrios.

Além disso, a ancoragem de luz pode ser utilizada como uma ferramenta de cura para outros. Durante uma sessão, o praticante pode visualizar que a luz flui para o receptor, preenchendo seu campo energético com frequências elevadas. Esse ato não só promove a cura e o equilíbrio no receptor, mas também fortalece sua conexão com as energias superiores.

O movimento físico consciente pode ser integrado na prática de ancoragem de luz para intensificar seu efeito. Por exemplo, levantar os braços em direção ao céu enquanto inspira, e abaixá-los em direção à Terra enquanto expira, reforça a visualização do fluxo de luz e ajuda a integrar as frequências no corpo físico.

A constância é essencial na ancoragem de luz. Embora uma única prática possa gerar um impacto significativo, os Arcturianos ensinam que a repetição regular dessa prática fortalece a conexão com as energias superiores e estabelece um fluxo estável e duradouro. Mesmo alguns poucos minutos diários dedicados à ancoragem de luz podem transformar profundamente o sistema energético do praticante e seu entorno.

A ancoragem de luz também pode ser realizada em situações coletivas, como encontros em grupo ou eventos de cura. Nesses casos, a energia combinada dos participantes amplifica o impacto da prática, criando um campo vibracional coletivo que beneficia não só os presentes, mas também o entorno e a rede energética planetária.

Os efeitos da ancoragem de luz nem sempre são imediatos ou visíveis, mas os Arcturianos asseguram que cada prática contribui para o equilíbrio e a evolução do campo energético global. Esse ato de serviço não só transforma o praticante, mas também irradia para o mundo, atuando como um lembrete tangível da interconexão universal.

A ancoragem de luz é, em essência, um ato de colaboração amorosa entre o praticante e as forças universais. Ao praticá-la, o praticante não só eleva sua própria vibração, mas também se torna um canal para as frequências superiores, levando luz e harmonia a todos os níveis da existência. Essa prática, simples mas profundamente transformadora, é um caminho para a plenitude, a conexão e o serviço ao bem maior.

Capítulo 16
Ativação do Corpo de Luz

O corpo de luz é uma estrutura energética avançada que conecta o ser humano com dimensões superiores de consciência. Representa um veículo vibracional que transcende os limites do corpo físico e o tempo linear, permitindo ao praticante acessar estados expandidos de cura, transformação e conexão espiritual. No sistema holístico de cura arcturiana, trabalhar com o corpo de luz não só eleva a vibração do praticante, como também abre portas para níveis profundos de autoconhecimento e serviço energético.

Os Arcturianos ensinam que o corpo de luz está presente em todos os seres, embora nem sempre se encontre ativado ou em pleno funcionamento. Sua ativação requer um alinhamento consciente com frequências elevadas, assim como uma preparação física, mental e espiritual. Uma vez ativado, o corpo de luz se torna um canal para receber, integrar e emitir energias superiores, facilitando uma cura profunda e uma conexão direta com as dimensões arcturianas.

O primeiro passo para trabalhar com o corpo de luz é a preparação energética. Isso inclui práticas como a limpeza do campo áurico, a harmonização dos chakras e o aterramento. Essas técnicas asseguram que o sistema energético esteja em equilíbrio e pronto para receber as frequências necessárias para ativar o corpo de luz.

Uma das técnicas mais comuns para acessar o corpo de luz é a visualização. Durante uma meditação, o praticante pode imaginar uma estrutura geométrica tridimensional, como um Merkaba, girando ao seu redor. Este padrão, composto por dois tetraedros entrelaçados que giram em direções opostas, representa a união do corpo físico e espiritual. À medida que o praticante visualiza essa forma, pode imaginar que a energia flui através dela, ativando cada célula e cada parte de seu campo energético.

A respiração consciente também é uma ferramenta poderosa nesse processo. Ao inalar profundamente, o praticante pode visualizar que a luz dourada ou prateada entra em seu corpo, preenchendo cada canto de seu ser. Ao exalar, pode imaginar que essa luz se expande para fora, formando uma esfera vibrante que representa seu corpo de luz. Este ciclo de respiração não só ativa o corpo de luz, como também fortalece sua conexão com as dimensões superiores.

O som é outra técnica chave para trabalhar com o corpo de luz. Os tons específicos, como o canto do "OM" ou frequências geradas por taças de cristal, ressoam diretamente com a estrutura vibracional do corpo de luz, facilitando sua ativação e estabilização. Durante uma sessão, o praticante pode utilizar esses sons enquanto visualiza o corpo de luz, permitindo que as vibrações penetrem profundamente em seu sistema.

O trabalho com símbolos sagrados arcturianos também é fundamental para acessar o corpo de luz. Esses símbolos atuam como chaves vibracionais que desbloqueiam e ativam diferentes aspectos do corpo energético. Por exemplo, o símbolo da Flor da Vida pode ser visualizado girando ao redor do corpo do praticante, harmonizando e fortalecendo sua estrutura energética enquanto se conecta com as frequências superiores.

O movimento físico consciente, como a yoga ou exercícios específicos desenhados para ativar o corpo energético, também joga um papel importante. Movimentos suaves, combinados com respiração e visualização, ajudam a desbloquear áreas estagnadas e a integrar as energias necessárias para ativar o corpo de luz. Os Arcturianos recomendam movimentos que imitem padrões naturais, como espirais ou giros, para sincronizar o corpo físico com o fluxo energético.

Uma vez ativado, o corpo de luz se torna uma ferramenta para explorar dimensões superiores e trabalhar com energias mais avançadas. Durante uma meditação, o praticante pode utilizar seu corpo de luz para viajar a espaços vibracionais elevados, onde pode receber orientação, cura ou informação sobre seu caminho espiritual. Este processo não implica uma desconexão do corpo físico, mas sim uma expansão da consciência que transcende os limites do tempo e do espaço.

O acesso ao corpo de luz também permite ao praticante canalizar energias superiores de maneira mais eficiente. Em sessões de cura, o corpo de luz atua como um condutor para as frequências arcturianas, amplificando seu impacto e permitindo uma conexão mais profunda com o receptor. Esta abordagem não só fortalece o campo energético do praticante, como também eleva a vibração do entorno e de quem interage com ele.

À medida que o praticante trabalha com seu corpo de luz, é importante integrar as experiências e equilibrar as energias. Os Arcturianos ensinam que, após cada prática, o praticante deve tomar tempo para se reconectar com a Terra, utilizando técnicas de aterramento como caminhar descalço ou meditar sobre o chakra raiz. Isso assegura que as frequências superiores se integrem de maneira harmoniosa no sistema energético, evitando desequilíbrios ou sobrecargas.

O trabalho com o corpo de luz não só transforma o praticante, como também tem um impacto no campo energético coletivo. Ao ativar e fortalecer essa estrutura vibracional, o praticante irradia frequências superiores que beneficiam seu entorno e contribuem para o equilíbrio planetário. Este ato de serviço energético é uma expressão tangível da interconexão universal, recordando ao praticante seu papel na evolução coletiva.

Os Arcturianos nos lembram que o acesso ao corpo de luz é um processo gradual e contínuo. Não se trata de alcançar um estado ideal, mas sim de explorar e aprofundar a conexão com essa estrutura vibracional a cada prática. Através da constância e da intenção consciente, o praticante não só transforma sua experiência energética, como também se torna um canal claro e poderoso para as energias superiores.

O corpo de luz é um lembrete de nossa natureza multidimensional e de nosso potencial para transcender os limites do físico. Ao trabalhar com ele, o praticante não só acessa estados elevados de consciência, como também contribui para a criação de um mundo mais harmonioso e vibrante, em sintonia com as frequências superiores do universo.

A Reconexão com a Essência

A reconexão com a essência é um retorno ao núcleo mais profundo do ser, um processo de recordar quem realmente somos, além das camadas de experiências, crenças e emoções acumuladas. No sistema holístico de cura arcturiana, essa prática representa um retorno à verdadeira natureza do praticante: um ser vibracional e multidimensional, conectado às frequências universais e ao amor incondicional.

Os Arcturianos ensinam que a essência de cada indivíduo é uma centelha divina, uma extensão pura da energia universal. No entanto, as dinâmicas da vida cotidiana, as emoções densas e os padrões mentais podem obscurecer essa conexão, criando uma sensação de separação e desconexão. A reconexão com a essência não só restaura essa conexão, como também permite que o praticante acesse seu poder interno e sua capacidade ilimitada para curar e manifestar.

O primeiro passo nesse processo é a auto-observação consciente. O praticante deve dedicar tempo para explorar seus pensamentos, emoções e crenças sem julgamento, simplesmente reconhecendo-os como parte de sua experiência humana. Essa prática cria um espaço interno de aceitação que permite liberar camadas superficiais e se aproximar do núcleo do seu ser.

Uma ferramenta poderosa para a reconexão com a essência é a meditação. Durante essa prática, o praticante pode visualizar uma luz brilhante no centro de seu peito, representando sua centelha divina. À medida que se concentra nessa luz, pode imaginar que ela se expande lentamente, preenchendo todo o seu corpo e seu campo energético. Esse ato simbólico não só reforça a conexão com a essência, como também limpa e revitaliza o sistema energético.

A respiração consciente é outra técnica essencial. Ao inalar, o praticante pode visualizar que está trazendo energia pura e vibrações elevadas para seu corpo. Ao exalar, pode imaginar que libera qualquer energia ou pensamento que o separe de sua essência. Esse fluxo constante de respiração consciente atua como uma ponte vibracional entre o praticante e seu núcleo interno.

O uso de frequências arcturianas é chave na reconexão com a essência. Durante uma sessão de cura ou meditação, o praticante pode invocar essas energias superiores, visualizando-as fluindo para seu corpo como um raio de luz dourada ou azul. Essas frequências trabalham diretamente no campo energético, eliminando bloqueios e restaurando a conexão com a essência divina.

Símbolos sagrados também podem ser utilizados para aprofundar essa prática. Os Arcturianos ensinam que certos padrões geométricos, como a Flor da Vida ou o Cubo de Metatron, ressoam com a vibração da essência. Ao visualizar ou desenhar esses símbolos, o praticante ativa essas frequências em seu sistema energético, reforçando a conexão com seu núcleo interno.

A natureza é um aliado inestimável no processo de reconexão. Passar tempo ao ar livre, especialmente em ambientes tranquilos e naturais, ajuda o praticante a limpar sua mente e a se sintonizar com o fluxo universal. Caminhar descalço sobre a terra, observar o céu ou simplesmente sentar-se junto a uma árvore podem ser atos simples, mas profundamente transformadores, que facilitam a reconexão com a essência.

O trabalho com o coração é central nessa prática. Os Arcturianos ensinam que o coração é o portal para a essência, o lugar onde se encontram as vibrações mais puras do amor e da compaixão. O praticante pode se concentrar em seu chakra do coração, visualizando uma luz quente que emana desse centro e o conecta com sua essência. Repetir afirmações como "Estou conectado com minha essência divina" ou "Vivo a partir da minha verdade" pode amplificar essa conexão.

A escrita introspectiva é outra ferramenta valiosa para explorar e reconectar com a essência. Ao escrever sobre perguntas como "O que eu realmente sou?" ou "O que me conecta com a minha verdadeira natureza?", o praticante abre um espaço para refletir e receber impressões intuitivas. Essa prática não só ajuda a liberar camadas superficiais, como também oferece clareza sobre o caminho para a essência.

A reconexão com a essência não é apenas um processo interno, mas também uma prática de vida. Os Arcturianos nos lembram que cada escolha, pensamento e ação pode se alinhar com a nossa verdade mais profunda. Ao viver a partir da essência, o praticante experimenta maior clareza, propósito e fluidez em todas as áreas de sua vida.

O impacto dessa reconexão transcende o indivíduo. Quando o praticante vive a partir de sua essência, irradia uma energia elevada que influencia seu entorno e quem o rodeia. Essa vibração não só inspira outros a se reconectarem com a sua própria essência, como também contribui para o equilíbrio e a evolução do campo energético coletivo.

À medida que o praticante aprofunda essa prática, pode experimentar uma transformação completa em sua percepção de si mesmo e do universo. A separação dá lugar à unidade, o medo se dissolve em amor e a dúvida é substituída por uma confiança inabalável em sua natureza divina.

A reconexão com a essência é um lembrete de que, no núcleo de nossa existência, somos seres de luz e amor, conectados com as frequências universais. Ao retornar a essa verdade, o praticante não só encontra paz e plenitude, como também descobre sua capacidade ilimitada para curar, transformar e manifestar um mundo em harmonia com sua essência divina.

Capítulo 17
Reprogramação e Cura Interdimensional

A reprogramação energética é uma prática profunda e transformadora dentro do sistema holístico de cura arcturiana, projetada para identificar e transmutar padrões de energia disfuncionais que podem ter se enraizado no sistema energético. Esses padrões, que muitas vezes se originam em crenças limitantes, traumas passados ou influências externas, não afetam apenas o bem-estar emocional e mental, mas também interferem no fluxo natural das energias superiores.

Os Arcturianos ensinam que a reprogramação energética não implica uma rejeição desses padrões, mas uma compreensão de sua origem e propósito, seguida de um processo consciente de liberação e transformação. Através desta prática, o praticante não apenas elimina bloqueios, mas também cria um espaço para a integração de frequências elevadas e vibrações mais harmoniosas.

Identificando Padrões Energéticos

O primeiro passo na reprogramação energética é a identificação consciente dos padrões que precisam ser transformados. Isso requer uma auto-observação sincera e sem julgamento, na qual o praticante reflete sobre áreas de sua vida onde sente resistência, estagnação ou repetição de experiências negativas. Perguntas como "Que crenças me estão limitando?" ou "Que padrões sigo repetindo em meus relacionamentos ou decisões?" podem ser úteis para iniciar este processo.

Uma ferramenta poderosa para esta fase é a escrita introspectiva. Ao dedicar tempo para escrever sobre pensamentos recorrentes, emoções difíceis ou experiências desafiantes, o praticante pode começar a identificar os padrões subjacentes que afetam seu sistema energético. Esta prática não apenas oferece clareza, mas também atua como um primeiro passo para a liberação dessas energias.

Técnicas de Reprogramação Energética

Uma vez identificado um padrão, o próximo passo é conectar-se com as frequências arcturianas para facilitar sua transformação. Durante uma meditação, o praticante pode visualizar um raio de luz dourada descendo em direção ao seu sistema energético, iluminando e envolvendo o padrão identificado. Esta luz não apenas dissolve as energias densas associadas ao padrão, mas também introduz novas frequências que apoiam um estado mais elevado e harmonioso.

O uso de afirmações é outra técnica central na reprogramação energética. As afirmações são declarações conscientes que atuam como sementes vibracionais, substituindo padrões limitantes por crenças mais expansivas. Por exemplo, se o praticante identificou um padrão de insegurança, pode repetir afirmações como "Confio na minha capacidade para navegar pela vida com confiança" ou "Estou alinhado com meu poder interior". Repetir essas afirmações regularmente, especialmente durante meditações ou antes de dormir, amplifica seu impacto.

A visualização dirigida é uma ferramenta poderosa para reprogramar o sistema energético. O praticante pode imaginar que o padrão identificado está representado como uma forma ou cor específica em seu corpo ou em seu campo energético. Então, pode visualizar como este padrão se dissolve gradualmente, transformando-se em luz ou em uma frequência mais elevada. Este processo não apenas libera a energia bloqueada, mas também estabelece um novo fluxo vibracional no sistema.

O som é outra técnica vibracional eficaz para a reprogramação energética. Cantar mantras, tons específicos ou utilizar instrumentos como taças tibetanas ou sinos gera frequências que ressoam profundamente no sistema energético, ajudando a liberar e reconfigurar os padrões limitantes. Por exemplo, o som "OM" é ideal para equilibrar e harmonizar o sistema, preparando o campo energético para integrar novas vibrações.

O trabalho com cristais pode complementar essas técnicas. Pedras como a ametista, o quartzo rosa ou a obsidiana têm propriedades específicas que ajudam a liberar padrões densos e a ancorar novas frequências. Colocar um cristal na área do corpo onde se percebe o padrão, ou segurá-lo enquanto se repetem afirmações, amplifica o processo de reprogramação.

O corpo físico também desempenha um papel importante na reprogramação energética. Os Arcturianos ensinam que muitos padrões energéticos se manifestam como tensões ou bloqueios físicos. Práticas como o yoga, o tai chi ou o movimento intuitivo ajudam a liberar essas tensões e a restaurar o fluxo natural de energia no corpo. Movimentos conscientes, combinados com respiração profunda e visualização, potencializam este efeito.

Intenção e Integração

Uma vez que o padrão foi liberado, é crucial estabelecer uma intenção clara para o novo fluxo energético. Isso pode ser alcançado visualizando um estado ideal de equilíbrio e bem-estar, ou imaginando como o praticante interage com o mundo a partir de um lugar de empoderamento e clareza. Este ato de criação consciente garante que o sistema energético se reconfigure de maneira alinhada com as intenções mais elevadas do praticante.

A integração é uma parte essencial da reprogramação energética. Depois de trabalhar com um padrão, o praticante deve dedicar tempo para descansar, refletir e permitir que as novas frequências se acomodem em seu sistema. Os Arcturianos enfatizam a importância da conexão com a terra durante esta etapa, utilizando práticas como caminhar descalço sobre a terra ou meditar com o chakra raiz para estabilizar as energias.

Impacto da Reprogramação Energética

O impacto da reprogramação energética não se limita ao praticante. À medida que libera padrões limitantes e eleva sua vibração, também irradia essas frequências para seu entorno, contribuindo para o equilíbrio coletivo. Este processo é um ato de cura não apenas pessoal, mas também universal, lembrando ao praticante sua interconexão com o todo.

Os Arcturianos nos ensinam que a reprogramação energética é uma jornada contínua, uma oportunidade para explorar, liberar e transformar as energias que nos moldaram. Através desta prática, o praticante não apenas descobre seu poder para mudar sua realidade, mas também se alinha com sua verdade mais profunda, criando um caminho para a plenitude e a expansão espiritual.

Cura Interdimensional

A cura interdimensional é uma prática avançada dentro do sistema holístico de cura arcturiana que transcende as limitações do plano físico para abordar desequilíbrios energéticos em dimensões superiores. Os Arcturianos ensinam que os bloqueios e padrões disfuncionais muitas vezes têm raízes que vão além da experiência presente, originando-se em outras dimensões, vidas passadas ou linhas de tempo paralelas. Este enfoque permite ao praticante trabalhar com essas energias a um nível mais profundo, promovendo uma cura completa e duradoura.

O princípio fundamental da cura interdimensional é a compreensão de que todas as dimensões estão interconectadas através de um campo energético universal. Ao acessar conscientemente este campo, o praticante pode identificar e transformar energias que afetam o sistema presente, restaurando o equilíbrio em todos os níveis do ser. Este processo não apenas eleva a vibração do receptor, mas também facilita seu alinhamento com seu propósito mais elevado.

Preparação e Acesso às Dimensões Superiores

Para iniciar uma prática de cura interdimensional, é crucial preparar o espaço energético do praticante. Isso inclui técnicas de conexão com a terra, limpeza do campo áurico e alinhamento com as frequências superiores. Os Arcturianos enfatizam a importância de criar um espaço sagrado, tanto físico quanto energético, que proporcione proteção e foco durante a sessão.

A meditação é uma ferramenta essencial para acessar as dimensões superiores. O praticante pode visualizar um portal de luz brilhante à sua frente, representando a entrada para os níveis interdimensionais. Ao cruzar este portal, pode sentir como seu campo energético se expande, conectando-se com uma rede de vibrações mais altas. Durante este processo, é fundamental estabelecer uma intenção clara, como "Acesso as dimensões superiores para facilitar a cura em alinhamento com o maior bem".

A intuição desempenha um papel crucial na cura interdimensional. À medida que o praticante explora essas dimensões, pode receber impressões em forma de imagens, sons, sensações ou simplesmente conhecimento intuitivo. Essas percepções oferecem pistas sobre os desequilíbrios presentes e as energias que necessitam de atenção. Por exemplo, o praticante pode perceber um bloqueio energético como uma sombra, um nó ou um padrão repetitivo, indicando uma área que requer cura.

Trabalhando com Energias Interdimensionais

O trabalho com frequências arcturianas é central nesta prática. Durante a sessão, o praticante pode visualizar raios de luz dourada, azul ou violeta fluindo para a área identificada, dissolvendo bloqueios e restaurando o fluxo energético. Essas frequências atuam como catalisadores que não apenas limpam, mas também reconfiguram a vibração do receptor em alinhamento com sua essência superior.

A geometria sagrada é outra ferramenta poderosa na cura interdimensional. Os Arcturianos ensinam que certos padrões geométricos, como o Merkaba ou o Tetraedro Estelar, ressoam com as dimensões superiores e facilitam o acesso a elas. Durante uma sessão, o praticante pode visualizar esses padrões girando e expandindo-se ao redor do receptor, equilibrando seu sistema energético e conectando-o com seu ser multidimensional.

O tempo e o espaço são conceitos flexíveis no trabalho interdimensional. Os bloqueios energéticos podem originar-se em vidas passadas, futuros potenciais ou linhas de tempo paralelas. Ao acessar esses níveis, o praticante pode identificar eventos ou experiências que deixaram uma marca energética e trabalhar para liberá-las. Este processo não altera os eventos em si, mas transforma a forma como suas energias afetam o receptor no presente.

O som é uma ferramenta vibracional eficaz nesta prática. Cantar mantras específicos, como "OM" ou tons arcturianos canalizados, ajuda a sincronizar o praticante com as frequências superiores. Instrumentos como taças de cristal ou diapasões também podem ser usados para gerar vibrações que ressoam com as dimensões interdimensionais, amplificando a cura.

Proteção e Conclusão da Sessão

A proteção energética é crucial durante a cura interdimensional. Antes de começar, o praticante pode visualizar uma esfera de luz branca ou dourada ao seu redor, atuando como um escudo que permite apenas as energias mais elevadas e puras. Além disso, a invocação de guias arcturianos ou mestres espirituais garante que a sessão seja realizada em um espaço de segurança e clareza.

Ao concluir a sessão, é importante fechar conscientemente o trabalho interdimensional. O praticante pode visualizar que o portal de luz se fecha suavemente, selando as energias trabalhadas e garantindo que o receptor permaneça equilibrado e protegido. Também é recomendado realizar uma conexão com a terra para integrar as energias transformadas no plano físico.

Efeitos da Cura Interdimensional

Os efeitos da cura interdimensional são profundos e multifacetados. O receptor não apenas experimenta alívio de bloqueios ou desequilíbrios, mas também pode sentir uma maior clareza, paz e conexão com seu propósito superior. Este trabalho também impacta positivamente no campo energético coletivo, contribuindo para o equilíbrio planetário e universal.

Os Arcturianos ensinam que a cura interdimensional é um lembrete de nossa natureza multidimensional e de nossa capacidade para transformar as energias que afetam nossa experiência presente. À medida que o praticante se aprofunda nesta prática, não apenas expande sua compreensão do universo energético, mas também se torna um canal mais poderoso para as frequencias superiores, levando luz e harmonia a todos os níveis da existência.

Este trabalho é tanto uma arte como uma ciência espiritual, um convite a explorar as infinitas possibilidades da cura e da transformação desde as dimensões mais elevadas até o plano físico. A cura interdimensional não apenas conecta o praticante com o universo, mas também o relembra como uma parte integral e ativa de seu tecido energético.

Capítulo 18
Mestres e Símbolos Arcturianos

No sistema holístico de cura arcturiana, o trabalho com mestres é uma prática profundamente transformadora que conecta o praticante com guias espirituais e seres de alta vibração. Os mestres arcturianos, assim como outros guias multidimensionais, atuam como aliados no processo de cura, proporcionando orientação, energia e apoio nos níveis mais elevados de consciência. Este trabalho fortalece a conexão espiritual do praticante, eleva sua vibração e amplia sua capacidade de canalizar e dirigir energias superiores.

Os Arcturianos ensinam que os mestres estão sempre disponíveis para oferecer sua assistência, mas a conexão consciente requer intenção e abertura por parte do praticante. O trabalho com esses guias não se baseia em um ato passivo de receber, mas em uma colaboração ativa e respeitosa que reconhece a autonomia e o poder interno do praticante.

O primeiro passo para trabalhar com mestres é estabelecer uma intenção clara. O praticante pode formular um pedido específico, como "Busco a guia dos mestres arcturianos para curar este bloqueio" ou "Invoco a presença de meus guias para receber orientação neste desafio". Esta intenção não apenas atua como uma ponte vibracional, mas também assegura que a conexão se realize em alinhamento com o maior bem do praticante.

A preparação energética é fundamental antes de iniciar uma prática com mestres. Isso inclui limpar o campo áurico, equilibrar os chakras e conectar-se à terra. Criar um espaço sagrado, tanto físico como energético, também é importante. Isso pode ser feito acendendo velas, utilizando cristais, colocando símbolos sagrados ou reproduzindo música de alta frequência para elevar a vibração do ambiente.

A meditação é uma das ferramentas mais eficazes para estabelecer contato com os mestres. Durante esta prática, o praticante pode visualizar uma luz brilhante que desce desde as dimensões superiores em direção à sua coroa, preenchendo-o com uma sensação de paz e clareza. Enquanto se submerge neste estado, pode imaginar a presença dos mestres arcturianos ou de outros guias, sentindo sua energia e se abrindo à sua comunicação.

A comunicação com os mestres pode se manifestar de diversas maneiras, dependendo da sensibilidade e do canal intuitivo do praticante. Algumas pessoas podem receber mensagens em forma de palavras ou frases, enquanto outras experimentam imagens, sensações físicas ou simplesmente um conhecimento intuitivo. É importante confiar nessas percepções, mesmo que no início pareçam sutis ou vagas, já que com a prática se tornam mais claras e consistentes.

Os símbolos sagrados arcturianos são ferramentas poderosas para trabalhar com mestres. Cada símbolo contém uma frequência específica que facilita a conexão com esses seres de luz. Durante uma sessão, o praticante pode visualizar um símbolo flutuando à sua frente ou traçá-lo com suas mãos no espaço energético. Este ato não apenas estabelece uma ponte vibracional, mas também amplia a recepção de energia e orientação dos mestres.

O uso do som é outra técnica eficaz para fortalecer a conexão com os mestres. Cantar mantras, como "OM" ou tons arcturianos canalizados, gera uma vibração que ressoa com as dimensões superiores. Instrumentos como taças de cristal ou sinos também podem ser usados para elevar a frequência do praticante e do espaço, facilitando a comunicação com os guias.

A escrita canalizada é uma prática avançada que permite receber mensagens diretas dos mestres. Durante uma meditação, o praticante pode ter à mão papel e caneta, permitindo que as palavras fluam sem filtrar ou analisar. Este processo não apenas proporciona orientação clara, mas também atua como um registro tangível da interação com os mestres.

O trabalho com mestres não se limita à recepção de mensagens, mas também inclui a colaboração em práticas de cura. Durante uma sessão, o praticante pode invocar os mestres para que canalizem energia para o receptor ou guiem a direção da sessão. Esta colaboração não apenas potencializa a cura, mas também eleva a vibração do praticante e fortalece sua confiança em suas habilidades.

É importante que o praticante desenvolva discernimento no trabalho com mestres. Embora esses guias operem a partir de frequências elevadas, o praticante deve confiar em sua intuição para se assegurar de que a conexão se realize com seres alinhados com o amor e a luz. Os Arcturianos ensinam que qualquer mensagem ou energia que gere medo, confusão ou dúvida não provém de um mestre verdadeiro, e deve ser liberada com gratidão e firmeza.

Ao finalizar uma prática, é essencial expressar gratidão aos mestres por sua guia e apoio. Este ato não apenas reforça a conexão vibracional, mas também mantém um fluxo equilibrado de energia entre o praticante e os guias. Além disso, fechar conscientemente a sessão assegura que o praticante retorne ao seu estado físico completamente presente e conectado à terra.

Os benefícios do trabalho com mestres são profundos e multifacetados. Além de receber orientação e cura, o praticante desenvolve uma conexão mais profunda com seu próprio ser superior e com as dimensões superiores. Este trabalho também fortalece a confiança, a clareza e a capacidade do praticante para atuar como um canal consciente de luz e amor.

Os Arcturianos nos lembram que o trabalho com mestres é uma expressão da interconexão universal. Ao colaborar com esses guias, o praticante não apenas eleva sua própria vibração, mas também contribui para o equilíbrio e a evolução do campo energético coletivo. Este processo é um lembrete de que nunca estamos sozinhos em nosso caminho, mas que sempre estamos rodeados de seres que desejam nos apoiar e nos guiar em direção à nossa máxima expressão.

O trabalho com mestres é um convite a explorar a profundidade de nossa conexão espiritual e a recordar nossa capacidade para interagir com o universo a partir de um lugar de amor, confiança e clareza. Através desta prática, o praticante não apenas transforma sua própria experiência, mas também se converte em um farol de luz para aqueles que o rodeiam, irradiando as frequências mais elevadas de harmonia e cura.

Símbolos Arcturianos

Os símbolos arcturianos são portais vibracionais que conectam o praticante com as energias superiores, facilitando a cura, a harmonização e a expansão espiritual. Esses padrões sagrados, transmitidos a partir de dimensões elevadas, não apenas contêm frequências específicas, mas também atuam como mapas energéticos que guiam o fluxo de energia no sistema do receptor. No sistema holístico de cura arcturiana, o uso consciente desses símbolos permite desbloquear potenciais latentes, transmutar densidades e reforçar a conexão com as dimensões superiores.

Os Arcturianos ensinam que cada símbolo tem uma assinatura energética única, desenhada para interagir com aspectos específicos do campo energético humano. Alguns símbolos promovem a limpeza e a proteção, enquanto outros ativam o corpo de luz, equilibram os chakras ou fortalecem a conexão com o ser superior. Ao trabalhar com esses símbolos, o praticante não apenas canaliza as energias associadas, mas também eleva sua própria vibração ao se alinhar com as frequências superiores que representam.

O primeiro passo para trabalhar com símbolos arcturianos é se familiarizar com sua energia e significado. Embora alguns símbolos possam ser transmitidos através de ensinamentos específicos, muitos praticantes descobrem novos padrões intuitivamente durante meditações ou canalizações. É fundamental abordar esse processo com abertura e respeito, reconhecendo que cada símbolo é uma ferramenta sagrada que deve ser usada com intenção clara e alinhada com o maior bem.

A ativação de um símbolo é essencial para desbloquear seu potencial vibracional. Isso pode ser feito visualizando o símbolo flutuando em frente ao praticante ou traçando-o com as mãos no ar. Enquanto o ativa, o praticante estabelece uma intenção clara que guia o propósito do símbolo, como "Este símbolo ativa a harmonização de meu campo energético" ou "Este padrão fortalece minha conexão com as dimensões superiores".

Durante uma sessão de cura, os símbolos podem ser aplicados diretamente ao campo energético do receptor. Por exemplo, um símbolo de limpeza pode ser visualizado sobre o chakra raiz para liberar bloqueios, enquanto um padrão de ativação pode ser colocado no terceiro olho para estimular a intuição. Os Arcturianos ensinam que a intenção do praticante, combinada com a energia do símbolo, é o que cria o impacto vibracional no receptor.

O uso de símbolos em combinação com outras ferramentas, como cristais ou som, amplia sua efetividade. Por exemplo, um símbolo de proteção pode ser traçado enquanto se utiliza um quartzo transparente para selar o campo energético do receptor, ou um padrão de ativação pode ser combinado com o som de uma taça tibetana para potencializar sua ressonância. Essas combinações não apenas intensificam o fluxo de energia, mas também criam uma experiência de cura mais completa e harmoniosa.

Os símbolos também podem ser integrados em meditações e visualizações. Durante uma prática meditativa, o praticante pode se imaginar rodeado por um padrão geométrico específico, permitindo que sua energia impregne todo seu campo energético. Esta visualização não apenas reforça a conexão com as frequências superiores, mas também atua como uma limpeza e harmonização profunda do sistema.

Na cura de espaços, os símbolos arcturianos são ferramentas valiosas para elevar a vibração de um ambiente. Um praticante pode traçar um símbolo de limpeza nos cantos de um cômodo, ou colocar representações físicas dos padrões em pontos estratégicos para manter o equilíbrio energético. Esta prática é especialmente útil em lugares onde se percebem energias densas ou desequilíbrios frequentes.

O uso de símbolos não se limita ao trabalho direto com energia. Também podem ser incorporados na arte, na escrita ou como parte de altares e espaços sagrados. Por exemplo, um praticante pode desenhar um símbolo em um diário como parte de uma intenção específica, ou usá-lo como um talismã para levar consigo durante o dia. Esses atos simples mantêm o praticante conectado com as frequências do símbolo e reforçam seu impacto na vida diária.

A criação intuitiva de novos símbolos é uma prática avançada no sistema arcturiano. Os praticantes que desenvolveram uma conexão profunda com as dimensões superiores podem receber padrões únicos durante meditações ou canalizações. Esses símbolos, embora pessoais em sua origem, contêm frequências universais que podem ser compartilhadas e aplicadas em contextos de cura ou desenvolvimento espiritual.

É importante lembrar que o trabalho com símbolos arcturianos requer respeito e responsabilidade. Os Arcturianos ensinam que esses padrões não são ferramentas para manipular ou impor energias, mas meios para colaborar com as frequências superiores em benefício do praticante e do coletivo. Usá-los com uma intenção pura e ética assegura que seu impacto seja positivo e transformador.

O impacto dos símbolos arcturianos é profundo e multifacetado. Ao trabalhar com eles, o praticante não apenas acessa níveis elevados de cura e conexão espiritual, mas também contribui para o equilíbrio energético do ambiente e ao bem-estar coletivo. Esses padrões atuam como lembretes tangíveis da interconexão universal e do potencial vibracional que reside em cada ser.

Os Arcturianos nos lembram que os símbolos não são apenas ferramentas externas, mas também representações de energias que já existem dentro de nós. Ao trabalhar com esses padrões, o praticante não apenas canaliza frequências superiores, mas também ativa aspectos latentes de sua própria energia, recordando sua capacidade inata para curar, transformar e manifestar harmonia.

O trabalho com símbolos arcturianos é um convite a explorar as profundezas do universo vibracional e a descobrir novas formas de colaborar com as energias superiores. Através desta prática, o praticante não apenas eleva sua própria vibração, mas também se converte em uma ponte entre as dimensões, irradiando luz e equilíbrio para o mundo que o rodeia.

Capítulo 19
Reconstrução do DNA Energético e Cura Ancestral

A reconstrução do DNA energético é uma prática avançada no sistema holístico de cura arcturiana que busca restaurar e ativar as frequências mais elevadas codificadas no DNA sutil. Este DNA não se refere unicamente à estrutura física que conhecemos, mas a um padrão energético que contém a memória e o potencial vibracional da nossa essência multidimensional. Os Arcturianos ensinam que, ao trabalhar com o DNA energético, é possível liberar bloqueios profundos, ativar capacidades latentes e alinhar o praticante com seu propósito superior.

O DNA energético é uma ponte entre o corpo físico e as dimensões superiores, uma matriz que guarda informações não só desta vida, mas de vidas passadas, linhas de tempo paralelas e o potencial futuro do ser. No entanto, fatores como traumas, crenças limitantes e energias densas podem distorcer este padrão, impedindo que se manifeste em sua plenitude. A reconstrução do DNA energético permite eliminar estas distorções, restaurando sua vibração original e desbloqueando níveis superiores de consciência e cura.

O primeiro passo nesta prática é conectar-se conscientemente com o DNA energético. Isso começa com uma meditação guiada na qual o praticante visualiza uma hélice de luz dourada que representa seu DNA energético. À medida que se concentra nesta imagem, pode imaginar que a luz começa a se expandir, envolvendo todo seu campo energético e despertando as frequências latentes.

A respiração consciente é uma ferramenta fundamental para trabalhar com o DNA energético. Durante a prática, o praticante pode inalar profundamente, imaginando que a luz dourada flui para seu sistema, limpando e revitalizando cada fibra de seu DNA energético. Ao exalar, pode visualizar que libera qualquer energia ou padrão que distorça este fluxo vibracional. Este ciclo de respiração não só fortalece a conexão, mas também ativa o processo de reconstrução.

O uso de frequências arcturianas é essencial nesta prática. Os Arcturianos ensinam que certas vibrações, como a luz violeta e dourada, ressoam diretamente com o DNA energético, facilitando sua reparação e ativação. Durante uma sessão, o praticante pode visualizar um raio de luz arcturiana fluindo para seu DNA, reparando qualquer interrupção em seu padrão energético e ativando seu potencial mais elevado.

A geometria sagrada também desempenha um papel fundamental na reconstrução do DNA energético. Padrões como a Flor da Vida ou o Cubo de Metatron podem ser visualizados girando ao redor da hélice energética, estabilizando sua estrutura e alinhando-a com as frequências superiores. Estes padrões atuam como matrizes de perfeição que guiam o fluxo energético para um estado ideal.

Sons e mantras específicos são ferramentas vibracionais que amplificam o impacto desta prática. O canto de tons sagrados, como "RA" ou "OM", ou o uso de taças de cristal em frequências elevadas, gera uma ressonância que penetra profundamente no sistema do DNA energético. Estes sons não só limpam as distorções, mas também despertam códigos adormecidos que contêm sabedoria ancestral e capacidades espirituais.

O trabalho com cristais é outro componente importante. Cristais como a selenita, o quartzo transparente e a labradorita ressoam diretamente com as frequências do DNA energético. Durante uma sessão, o praticante pode colocar estes cristais em pontos estratégicos do corpo, como o chakra coronário ou o plexo solar, para amplificar o fluxo energético e estabilizar o processo de reconstrução.

A escrita canalizada também pode ser útil para trabalhar com o DNA energético. Durante uma meditação, o praticante pode permitir que fluam palavras ou símbolos que representem os padrões vibracionais de seu DNA. Escrever estas mensagens não só ajuda a integrar o processo, mas também atua como um lembrete tangível das energias ativadas.

A reconstrução do DNA energético não é um processo imediato, mas um caminho gradual que requer paciência e dedicação. Os Arcturianos enfatizam que cada prática aprofunda a conexão com o padrão energético, liberando camadas de densidade e ativando novas frequências. Este trabalho pode trazer consigo mudanças significativas na percepção, intuição e bem-estar geral do praticante.

Além disso, este processo tem um impacto que vai além do indivíduo. À medida que o praticante reconstrói e ativa seu DNA energético, irradia frequências mais elevadas para seu entorno, contribuindo para o equilíbrio coletivo e o bem-estar planetário. Este trabalho é um lembrete de que a transformação pessoal e a evolução coletiva estão intrinsecamente conectadas.

A integração é uma parte crucial desta prática. Depois de trabalhar com o DNA energético, o praticante deve dedicar tempo para descansar, hidratar-se e conectar-se com a Terra. Isso garante que as novas frequências se acomodem de maneira harmoniosa em seu sistema e que o processo de ativação continue mesmo após a sessão.

A reconstrução do DNA energético é um convite para recordar nossa verdadeira natureza como seres multidimensionais e acessar nosso potencial ilimitado. Através desta prática, o praticante não só transforma sua própria experiência, mas também contribui para a criação de um mundo mais harmonioso e vibrante, em alinhamento com as frequências superiores do universo.

Os Arcturianos nos lembram que trabalhar com o DNA energético é um ato de amor e autodescoberta. Cada fibra energética ativada é um passo para uma maior conexão com o eu superior e com o fluxo universal. Esta prática, profundamente transformadora, é um caminho para a plenitude, a cura e a expansão espiritual.

Cura Ancestral

A cura ancestral é uma prática poderosa no sistema holístico de cura arcturiana que aborda os padrões energéticos e emocionais herdados através das gerações. Os Arcturianos ensinam que as experiências, crenças e traumas de nossos ancestrais não só permanecem na memória genética, mas também nos campos energéticos de seus descendentes, influenciando seu bem-estar físico, emocional e espiritual. A cura dessas energias herdadas não só liberta o indivíduo, mas também transforma todo o linaje e contribui para o equilíbrio coletivo.

O fundamento da cura ancestral reside na interconexão das almas dentro de uma linhagem. Cada membro de uma linhagem compartilha um campo energético comum que contém tanto sabedoria e dons como feridas e bloqueios. Essas energias podem se manifestar como padrões repetitivos nos relacionamentos, na saúde ou nas circunstâncias de vida, sinalizando a necessidade de curar e liberar.

O primeiro passo nesta prática é reconhecer e honrar a conexão com os ancestrais. Antes de iniciar qualquer trabalho energético, o praticante pode dedicar um momento para expressar gratidão aos seus antepassados, reconhecendo seus sacrifícios, seus conquistas e sua influência em sua própria existência. Este ato de respeito cria um espaço sagrado para a cura e reforça a intenção de trabalhar em alinhamento com o maior bem de toda a linhagem.

A meditação é uma ferramenta chave para se conectar com as energias ancestrais. Durante uma prática meditativa, o praticante pode visualizar uma cadeia de luz que se estende para trás no tempo, representando cada um de seus ancestrais. À medida que se concentra nesta cadeia, pode invocar os guias arcturianos para que o acompanhem no processo, proporcionando clareza, proteção e apoio energético.

O uso de símbolos arcturianos específicos amplifica a cura ancestral. Por exemplo, um símbolo de liberação pode ser visualizado flutuando sobre a cadeia ancestral, dissolvendo padrões densos e permitindo que o fluxo de energia retorne ao seu estado natural. Esses símbolos não só limpam as energias herdadas, mas também ativam frequências que fortalecem os aspectos positivos da linhagem.

O trabalho com frequência vibracional é outra técnica fundamental. Durante uma sessão, o praticante pode imaginar que um raio de luz dourada flui das dimensões superiores para a cadeia ancestral, limpando bloqueios e restaurando o equilíbrio. Esta luz atua como um catalisador, transmutando as energias densas em vibrações elevadas e harmoniosas.

A escrita introspectiva também pode ser uma ferramenta útil para explorar padrões ancestrais. Ao refletir sobre perguntas como "Que padrões observo na minha família que desejo transformar?" ou "Que legado emocional sinto que carrego?", o praticante pode identificar áreas específicas que necessitam de atenção. Esta prática não só aporta clareza, mas também abre um canal de comunicação com as energias ancestrais.

Os cristais são aliados poderosos na cura ancestral. Pedras como a ametista, a obsidiana e a labradorita ressoam com frequências que ajudam a liberar padrões herdados e a proteger o campo energético do praticante. Durante uma sessão, estes cristais podem ser colocados sobre o chakra raiz ou em um altar dedicado aos ancestrais, amplificando o impacto da prática.

O som é outra ferramenta vibracional que facilita a cura ancestral. Cantar mantras, utilizar tambores ou tocar taças tibetanas gera frequências que ressoam profundamente com as energias herdadas, ajudando a liberar bloqueios e a restaurar o equilíbrio. Por exemplo, o tambor, com seu ritmo constante, pode atuar como uma ponte vibracional que conecta o praticante com as raízes de sua linhagem.

O perdão é um componente essencial da cura ancestral. Muitos dos padrões herdados estão vinculados a feridas emocionais que precisam ser liberadas. Durante uma sessão, o praticante pode se visualizar enviando luz e compaixão para os ancestrais associados com essas feridas, expressando intenções de perdão e liberação. Este ato não só alivia o peso da linhagem, mas também liberta o praticante das cargas energéticas associadas.

A integração dos dons ancestrais é tão importante quanto a liberação dos padrões densos. Os Arcturianos ensinam que cada linhagem tem sabedoria, forças e qualidades únicas que podem ser ativadas e honradas. Durante uma meditação, o praticante pode visualizar que recebe essas energias positivas, integrando-as em seu campo energético como um recurso para sua vida diária.

A cura ancestral não só beneficia o praticante, mas também irradia para as gerações futuras. Ao liberar padrões herdados, o praticante interrompe ciclos energéticos disfuncionais, criando um espaço para que seus descendentes vivam em maior equilíbrio e harmonia. Este trabalho é um presente para toda a linhagem, um ato de serviço que transcende o tempo e o espaço.

Os Arcturianos nos lembram que a cura ancestral é um processo contínuo, um caminho de liberação e conexão que requer paciência e compaixão. Cada prática aprofunda a relação do praticante com sua linhagem e reforça sua conexão com as energias universais.

Em última instância, a cura ancestral é um ato de amor e reconciliação, uma oportunidade para transformar as energias herdadas em uma fonte de força e sabedoria. Através desta prática, o praticante não só honra a seus ancestrais, mas também se torna uma ponte entre o passado e o futuro, irradiando luz e equilíbrio para todas as gerações de sua linhagem.

Capítulo 20
Som e Cura do Coração

O som é uma das ferramentas mais poderosas no sistema holístico de cura arcturiana, um veículo vibracional capaz de penetrar profundamente no campo energético e reconfigurá-lo a nível celular e multidimensional. A integração do som nas práticas de cura permite desbloquear a energia estagnada, restaurar o equilíbrio vibracional e facilitar conexões com as frequências superiores. Os Arcturianos ensinam que o som, quando usado com intenção consciente, é uma ponte direta para a cura e a transformação.

Cada som gera uma vibração que interage com o corpo físico, emocional e energético. As frequências harmônicas têm o poder de dissolver bloqueios, ativar centros energéticos e alinhar o praticante com seu ser superior. Essa capacidade única torna o som uma ferramenta versátil e eficaz em qualquer etapa do processo de cura.

O primeiro passo para trabalhar com o som é compreender seu impacto no sistema energético. Os tons baixos e profundos, como os gerados por tambores ou tigelas tibetanas grandes, ressoam com os chakras inferiores, promovendo o aterramento e a estabilidade. Por outro lado, os tons mais altos, como os produzidos por tigelas de cristal ou sinos, estimulam os chakras superiores, facilitando a clareza mental e a expansão espiritual.

A respiração é um componente chave na integração do som. Antes de utilizar qualquer ferramenta vibracional, o praticante pode realizar respirações profundas para sintonizar-se com seu próprio fluxo energético. Ao inalar, pode imaginar que o som começa a ressoar em seu campo, preparando seu sistema para receber as frequências. Ao exalar, pode visualizar que libera bloqueios ou tensões, permitindo que o som trabalhe de maneira mais eficaz.

Uma das ferramentas mais comuns na cura com som é o uso de tigelas tibetanas e de cristal. Esses instrumentos geram tons puros que penetram profundamente no corpo e no campo energético, promovendo um estado de relaxamento e equilíbrio. Durante uma sessão, o praticante pode tocar uma tigela perto do receptor, permitindo que as ondas sonoras interajam diretamente com seu sistema energético.

O canto de mantras é outra técnica poderosa para integrar o som na cura. Os mantras são fórmulas vibracionais que contêm frequências específicas destinadas a harmonizar o sistema energético. Por exemplo, o mantra "OM" ressoa com a frequência universal, criando uma sensação de unidade e conexão. Ao repetir um mantra, o praticante não apenas trabalha com o som externo, mas também com a vibração interna de sua própria voz, amplificando seu impacto.

O tambor xamânico é uma ferramenta ancestral que também é utilizada nas práticas arcturianas. Seu ritmo constante e profundo ressoa com as batidas do coração, criando um efeito estabilizador no campo energético. Durante uma sessão, o tambor pode ser tocado perto de áreas específicas do corpo ou em um padrão rítmico que convida a energia a se mover e fluir.

O uso de diapasões é uma técnica mais precisa dentro da cura com som. Esses instrumentos geram frequências específicas que podem ser aplicadas diretamente em pontos energéticos ou chakras. Por exemplo, um diapasão sintonizado em uma frequência relacionada ao chakra do coração pode ser colocado sobre este centro, permitindo que a vibração penetre profundamente e promova seu equilíbrio.

A música de alta frequência é outra ferramenta útil para integrar o som nas práticas de cura. Peças projetadas com frequências como 432 Hz ou 528 Hz têm propriedades específicas que facilitam o relaxamento, a harmonização e a cura. Essas frequências podem ser reproduzidas como fundo durante uma sessão ou ouvidas em meditações pessoais para fortalecer a conexão com as energias superiores.

O som não atua apenas sobre o receptor, mas também sobre o espaço onde a prática é realizada. Os Arcturianos ensinam que o som limpa e eleva a vibração do ambiente, criando um espaço sagrado onde as energias podem fluir livremente. Tocar instrumentos como sinos ou carrilhões nos cantos de uma sala é uma forma eficaz de preparar o espaço antes de uma sessão de cura.

A integração do som nas visualizações amplifica seu impacto vibracional. Durante uma meditação, o praticante pode imaginar um padrão geométrico sagrado, como a Flor da Vida, vibrando ao ritmo de um som específico. Essa combinação não apenas intensifica a experiência, mas também potencializa a harmonização e a ativação do campo energético.

O uso do som na cura não se limita a instrumentos ou técnicas externas. A voz do praticante é uma ferramenta poderosa em si mesma, capaz de canalizar frequências elevadas para o receptor. Os Arcturianos ensinam que cantar, murmurar ou mesmo emitir sons intuitivos durante uma sessão atua como um canal direto das energias superiores, adaptando-se às necessidades específicas do receptor.

A integração do som nas práticas de cura também requer um fechamento consciente. Depois de trabalhar com frequências intensas, o praticante pode tocar um instrumento suave ou cantar um mantra calmante para estabilizar o campo energético do receptor. Esse ato não apenas garante uma transição harmoniosa, mas também sela as energias trabalhadas, permitindo que os efeitos da cura se integrem de maneira profunda e duradoura.

O som é uma expressão vibracional do universo, um lembrete de nossa conexão com tudo o que existe. Ao integrá-lo nas práticas de cura, o praticante não apenas transforma seu próprio campo energético, mas também contribui para o equilíbrio e a harmonia do coletivo. Essa ferramenta vibracional, usada com intenção e consciência, é um caminho para a cura e ascensão.

O coração é o centro energético onde convergem as dimensões física, emocional, mental e espiritual. É o lugar onde reside a capacidade de experimentar o amor incondicional, a compaixão e a conexão com tudo o que existe. No sistema holístico de cura arcturiana, a cura do coração é uma prática central que permite liberar bloqueios emocionais, restaurar a harmonia interna e desbloquear o fluxo natural de energia no campo vibracional.

Os Arcturianos ensinam que o chakra do coração, ou Anahata, atua como uma ponte entre os chakras inferiores, que se concentram na conexão com a Terra e as necessidades físicas, e os chakras superiores, que promovem a expansão espiritual e a conexão com as dimensões elevadas. Por essa razão, a cura do coração não apenas transforma o bem-estar emocional, mas também fortalece o equilíbrio e o alinhamento energético em todos os níveis.

O primeiro passo na cura do coração é criar um espaço seguro para a exploração e a liberação emocional. Isso pode ser alcançado por meio de práticas de preparação, como a limpeza do campo energético, o uso de cristais específicos e a criação de um ambiente tranquilo e harmonioso. Os Arcturianos recomendam elementos como quartzo rosa, velas de luz quente e música suave para elevar a vibração do espaço.

A auto-observação consciente é uma ferramenta chave para identificar os bloqueios emocionais associados ao coração. O praticante pode refletir sobre padrões recorrentes de tristeza, medo ou ressentimento que podem estar afetando sua capacidade de dar e receber amor. Essas emoções, embora muitas vezes dolorosas, são portais para a transformação e a liberação.

Uma técnica essencial para trabalhar com o coração é a respiração consciente direcionada para o centro do peito. Durante essa prática, o praticante pode imaginar que cada inspiração leva uma luz verde ou rosa para o chakra do coração, preenchendo-o com energia vibrante e curadora. Com cada expiração, pode visualizar que libera qualquer densidade ou bloqueio, permitindo que o fluxo energético seja restabelecido.

O uso de frequências arcturianas é fundamental na cura do coração. Durante uma meditação, o praticante pode visualizar um raio de luz dourada ou esmeralda descendo das dimensões superiores para seu chakra do coração. Essa luz trabalha para dissolver bloqueios emocionais, curar feridas profundas e ativar o potencial do amor incondicional.

Os símbolos sagrados também são ferramentas poderosas para a cura do coração. Padrões como a Flor da Vida ou o Coração Sagrado podem ser visualizados girando suavemente no centro do peito, equilibrando e harmonizando as energias. Os Arcturianos ensinam que esses símbolos atuam como portais vibracionais, amplificando o impacto das frequências superiores no coração.

O som é outra ferramenta vibracional que ressoa profundamente com o coração. Os mantras, como "YAM", associado ao chakra do coração, ou tons específicos gerados por tigelas tibetanas ou de cristal, podem ser utilizados durante uma sessão de cura. Esses sons não apenas desbloqueiam energias estagnadas, mas também convidam a vibração do amor e da compaixão a fluir livremente.

A visualização criativa é uma técnica transformadora neste trabalho. Durante uma meditação, o praticante pode imaginar um jardim interior em seu coração, cheio de luz e cores vibrantes. Pode visualizar como esse espaço floresce a cada respiração, representando a expansão do amor e a cura interna. Esse processo não apenas fortalece a conexão com o coração, mas também proporciona uma sensação de paz e plenitude.

O perdão é um componente essencial da cura do coração. Muitas das feridas emocionais estão ligadas a eventos passados ou relacionamentos difíceis. Durante uma sessão, o praticante pode visualizar que envia luz e compaixão a essas experiências, liberando-as de seu campo energético. Esse ato não implica justificar as ações passadas, mas liberar seu impacto emocional para restaurar o equilíbrio interno.

O contato físico consciente também pode apoiar a cura do coração. Colocar uma mão sobre o centro do peito enquanto repete afirmações como "Estou aberto ao amor incondicional" ou "Meu coração está em equilíbrio e harmonia" amplifica a conexão com esse centro energético. Esse gesto simples atua como um lembrete tangível da intenção de curar e fortalecer o coração.

O trabalho com o coração não beneficia apenas o praticante, mas também irradia para seu entorno. Os Arcturianos ensinam que um coração aberto e equilibrado emite uma vibração elevada que influencia positivamente quem o rodeia, criando um efeito de cura coletiva. Esse impacto é sentido não apenas nos relacionamentos pessoais, mas também no equilíbrio energético do coletivo.

A integração é uma etapa crucial na cura do coração. Depois de trabalhar com esse centro energético, o praticante deve ter tempo para refletir, descansar e permitir que as novas energias se acomodem. As práticas de aterramento, como caminhar descalço ou meditar em contato com a natureza, ajudam a estabilizar o fluxo energético e a integrar a cura na vida diária.

A cura do coração é uma jornada contínua, um convite para explorar e abraçar a essência do amor incondicional que reside em cada ser. Os Arcturianos nos lembram que esse trabalho não apenas transforma a experiência pessoal, mas também contribui para o equilíbrio e a harmonia do mundo.

O coração, como centro de conexão e compaixão, é um lembrete de nossa natureza mais pura e divina. Ao curar e ativar esse centro energético, o praticante não apenas libera seu potencial interno, mas também irradia luz e amor para tudo ao seu redor, criando um impacto profundo e duradouro em todos os níveis de existência.

Capítulo 21
Alinhamento Cósmico e Cura Animal

O alinhamento planetário é um conceito fundamental dentro do sistema holístico de cura arcturiana, que explora a relação entre os ciclos planetários e o bem-estar energético pessoal. Os Arcturianos ensinam que os corpos celestes emitem frequências específicas que influenciam não apenas o ambiente físico, mas também o campo vibracional dos seres humanos. Ao trabalhar conscientemente com essas energias, o praticante pode sintonizar-se com os ritmos universais, restaurar seu equilíbrio interno e potencializar sua conexão com as dimensões superiores.

Os ciclos planetários não são apenas eventos astronômicos; representam movimentos energéticos que afetam a consciência coletiva e pessoal. Por exemplo, a Lua, com sua influência cíclica, tem um impacto direto nas emoções, enquanto os trânsitos de planetas como Júpiter ou Saturno podem simbolizar expansões ou desafios em áreas específicas da vida. Compreender essas dinâmicas permite ao praticante alinhar sua energia com esses fluxos cósmicos, aproveitando seu potencial para a cura e o crescimento espiritual.

O primeiro passo no alinhamento planetário é a observação consciente dos ciclos celestes. Isso inclui estar atento a eventos como luas cheias, eclipses, equinócios, solstícios e trânsitos planetários importantes. Cada um desses eventos tem um impacto energético único, que pode ser utilizado para meditar, manifestar intenções ou liberar bloqueios emocionais.

A conexão com a Lua é especialmente poderosa nessa prática. Durante a lua cheia, o praticante pode realizar rituais de liberação, soltando energias densas ou padrões limitantes que já não lhe servem. Em contraste, a lua nova é um momento ideal para estabelecer intenções e semear novas ideias. Visualizar a luz da Lua entrando no campo energético do praticante pode amplificar essas práticas, harmonizando as energias internas com as frequências lunares.

O Sol, como fonte principal de energia, também desempenha um papel crucial no alinhamento planetário. Durante os solstícios e equinócios, os praticantes podem trabalhar com a energia do Sol para equilibrar seu campo energético. Por exemplo, no solstício de verão, podem-se canalizar as frequências solares para potencializar a vitalidade e o crescimento, enquanto no solstício de inverno, a introspecção e a restauração energética são o foco.

A respiração consciente e a meditação são ferramentas chave para trabalhar com as energias planetárias. Durante uma sessão, o praticante pode visualizar um raio de luz que conecta seu corpo com o planeta ou ciclo celestial correspondente. Por exemplo, em um trânsito de Vênus, pode imaginar uma luz verde ou rosa, associada ao amor e à conexão, fluindo para seu chakra do coração. Essa prática não apenas alinha a energia do praticante com as frequências planetárias, mas também ativa o potencial transformador dessas influências.

O uso de geometria sagrada amplifica o alinhamento com os ciclos celestes. Durante uma prática, o praticante pode visualizar padrões geométricos como a Flor da Vida ou o Merkaba girando ao redor de seu corpo, sincronizando-se com as energias planetárias. Esses padrões não apenas equilibram o campo energético, mas também criam uma ponte vibracional para os ritmos universais.

Os cristais também são aliados valiosos no alinhamento planetário. Pedras como a labradorita, a ametista e o quartzo citrino ressoam com energias celestes específicas e podem ser utilizadas para amplificar a conexão com os ciclos planetários. Colocar um cristal sob a luz da lua cheia ou perto do praticante durante uma meditação potencializa sua vibração e facilita a sintonização com as energias cósmicas.

O som é outra ferramenta poderosa para trabalhar com o alinhamento planetário. As tigelas tibetanas, diapasões ou mesmo o canto de mantras específicos geram frequências que ressoam com as energias celestes. Por exemplo, durante um eclipse, tocar uma tigela tibetana pode ajudar a estabilizar o campo energético, permitindo ao praticante integrar as transformações associadas a esse evento.

A escrita intuitiva e a reflexão também são práticas úteis durante os ciclos planetários. Ao escrever sobre as energias que se percebem durante um evento celestial ou sobre as intenções que se desejam manifestar, o praticante ancora essas energias em sua experiência consciente. Essa prática não apenas reforça a conexão com os ritmos planetários, mas também proporciona clareza e propósito.

O alinhamento planetário tem um impacto profundo no bem-estar pessoal e coletivo. Ao sintonizar-se com os ritmos cósmicos, o praticante não apenas experimenta uma maior harmonia interna, mas também contribui para o equilíbrio energético de seu entorno. Esse trabalho é um lembrete da interconexão entre o ser humano e o universo, um convite a co-criar com as forças cósmicas para o bem-estar e a expansão espiritual.

Os Arcturianos ensinam que o alinhamento planetário é um ato de equilíbrio e colaboração com o universo. Ao compreender e trabalhar com essas energias, o praticante não apenas fortalece sua conexão com o cosmos, mas também acessa um fluxo vibracional que apoia sua evolução pessoal e coletiva.

Esse trabalho não apenas transforma o praticante, mas também o situa em sincronia com um propósito maior, lembrando-lhe que é uma parte integral de um vasto e dinâmico tecido universal. O alinhamento planetário é um caminho para a harmonia, a plenitude e a expansão espiritual, uma prática que conecta o praticante com os ritmos eternos do cosmos.

A cura para animais é uma prática profundamente conectada com as frequências arcturianas, projetada para harmonizar e restaurar o equilíbrio energético dos seres que compartilham o mundo conosco. Os Arcturianos ensinam que os animais são receptores e emissores naturais de energia, e que seu campo vibracional está estreitamente entrelaçado com o dos humanos e com a própria Terra. Trabalhar com eles a partir da perspectiva da cura não apenas beneficia seu bem-estar, mas também fortalece a conexão espiritual entre as espécies.

Os animais, assim como os humanos, têm campos energéticos que podem se desequilibrar devido a fatores externos como o estresse, o ambiente ou doenças físicas. No entanto, sua sensibilidade natural às energias lhes permite responder rapidamente às técnicas de cura, especialmente aquelas que utilizam frequências elevadas como as arcturianas.

O primeiro passo na cura para animais é a preparação do espaço energético. Criar um ambiente tranquilo, seguro e livre de distrações é fundamental para que o animal se sinta confortável e aberto a receber energia. Utilizar ferramentas como música suave, cristais harmonizantes como o quartzo rosa, ou mesmo aromas naturais como a lavanda pode ajudar a elevar a vibração do ambiente.

A conexão intuitiva é essencial nessa prática. Antes de começar, o praticante deve ter um momento para se sintonizar com a energia do animal, observando sua linguagem corporal, sua respiração e seus comportamentos. Esse ato não apenas estabelece um vínculo de confiança, mas também permite ao praticante identificar áreas específicas que necessitam de atenção energética.

O uso das mãos é uma técnica chave na cura para animais. O praticante pode colocar suas mãos a uma distância confortável do corpo do animal, permitindo que a energia flua de maneira natural. Durante esse processo, pode-se visualizar um raio de luz dourada ou verde emanando das mãos, envolvendo o animal em uma bolha de energia curadora. É importante observar as respostas do animal, como movimentos, relaxamento ou mudanças na respiração, que indicam que ele está absorvendo a energia.

As frequências arcturianas são particularmente eficazes na cura de animais. Durante uma sessão, o praticante pode invocar essas energias superiores, visualizando um fluxo de luz vibrante que se conecta com o campo energético do animal. Essa luz não apenas trabalha para liberar bloqueios ou tensões, mas também equilibra e fortalece seu sistema energético.

O som é outra ferramenta poderosa nessa prática. Tocar suavemente uma tigela tibetana ou cantar tons calmantes pode gerar vibrações que ressoam com o campo energético do animal, promovendo o relaxamento e a harmonização. Por exemplo, um gato pode responder a um tom baixo com ronronos, enquanto um cão pode mostrar sinais de calma e atenção.

Os cristais também são aliados importantes na cura para animais. O quartzo rosa, por exemplo, ressoa com energias de amor e compaixão, enquanto a ametista promove o relaxamento e a paz. Esses cristais podem ser colocados perto do animal ou sustentados durante uma sessão de cura para amplificar o fluxo energético.

A respiração consciente é uma técnica que beneficia tanto o praticante quanto o animal. Durante uma sessão, o praticante pode inalar profundamente, imaginando que absorve energia curadora das dimensões superiores. Ao exalar, pode visualizar que essa energia flui para o animal, envolvendo-o em um manto de luz vibrante. Esse fluxo rítmico de respiração reforça a conexão energética e amplifica o impacto da cura.

A visualização é especialmente útil no trabalho com animais que são tímidos ou que não se sentem confortáveis com o contato físico. Nesses casos, o praticante pode imaginar o animal rodeado de uma esfera de luz dourada ou verde, permitindo que a energia flua para ele sem necessidade de interação direta. Essa abordagem é eficaz e respeitosa, especialmente para animais resgatados ou com experiências traumáticas prévias.

A comunicação telepática é uma habilidade avançada na cura para animais. À medida que o praticante desenvolve sua intuição, pode perceber impressões ou mensagens do animal, relacionadas com suas necessidades ou emoções. Essas comunicações nem sempre são verbais; muitas vezes são experimentadas como sensações, imagens ou um conhecimento interno. Essa conexão profunda não apenas facilita a cura, mas também fortalece o vínculo espiritual entre o praticante e o animal.

A integração é uma parte crucial desse processo. Depois de uma sessão de cura, é importante dar ao animal tempo para descansar e processar as energias trabalhadas. Os Arcturianos ensinam que a cura para animais nem sempre mostra resultados imediatos, mas os efeitos positivos continuam se integrando em seu campo energético com o tempo.

O impacto dessa prática vai além do bem-estar individual do animal. Ao trabalhar com as energias desses seres, o praticante também contribui para o equilíbrio e a harmonia do campo energético coletivo. Os animais, como guardiões naturais da Terra, atuam como catalisadores de energias elevadas, e sua cura beneficia todo o ecossistema.

Os Arcturianos nos lembram que trabalhar com animais é um ato de serviço amoroso, um lembrete da conexão sagrada entre todas as formas de vida. Através da cura para animais, o praticante não apenas promove seu bem-estar, mas também participa na criação de um mundo mais harmonioso, em alinhamento com as frequências superiores.

Esse trabalho é uma expressão de compaixão e respeito, uma oportunidade para aprofundar a relação entre humanos e animais enquanto se contribui para o equilíbrio energético universal. A cura para animais não é apenas uma técnica; é uma ponte para uma compreensão mais profunda da interconexão de toda a vida no cosmos.

Capítulo 22
Proteção e Liberação Energética

A proteção energética é uma prática essencial dentro do sistema holístico de cura arcturiana, projetada para preservar a integridade do campo vibracional contra influências externas que podem perturbar seu equilíbrio natural. Os Arcturianos ensinam que o ambiente, as interações com outras pessoas e até mesmo certos pensamentos e emoções podem gerar energias densas que afetam o bem-estar físico, emocional e espiritual. A proteção energética não apenas defende o campo energético do praticante, mas também fortalece sua conexão com as frequências superiores.

O campo energético humano é dinâmico e está em constante interação com o ambiente. No entanto, quando este campo é exposto a energias discordantes, podem se formar fissuras ou bloqueios que diminuem sua vibração. A proteção energética não implica isolamento, mas sim estabelecer limites vibracionais conscientes que permitam a interação equilibrada com o entorno sem comprometer a harmonia interna.

O primeiro passo na proteção energética é a limpeza do campo vibracional. Isso pode ser alcançado através de técnicas como a visualização, a respiração consciente ou o uso de ferramentas como cristais e ervas. Por exemplo, um praticante pode imaginar uma cachoeira de luz dourada fluindo desde o topo da cabeça até os pés, limpando qualquer densidade ou energia discordante. Este ato prepara o campo energético para receber a proteção necessária.

A visualização de escudos energéticos é uma técnica central nesta prática. Durante uma meditação, o praticante pode se imaginar rodeado por uma esfera de luz branca ou dourada que atua como uma barreira protetora. Este escudo permite a entrada de energias elevadas enquanto bloqueia as influências densas ou negativas. Os Arcturianos recomendam reforçar esta visualização diariamente, especialmente antes de entrar em ambientes desafiadores.

O uso de símbolos arcturianos amplifica a proteção energética. Símbolos como o Tetraedro Estelar ou a Flor da Vida podem ser visualizados flutuando ao redor do campo energético, estabilizando-o e criando um escudo vibracional. Esses padrões não apenas protegem, mas também harmonizam e fortalecem a energia do praticante.

Os cristais são ferramentas valiosas na proteção energética. Pedras como a turmalina negra, a obsidiana e a labradorita têm propriedades que repelem energias densas e selam o campo energético. Colocar um desses cristais no bolso, usá-lo como pingente ou tê-lo no local de trabalho reforça a barreira protetora do praticante.

O som é outra técnica eficaz para a proteção energética. Tocar um sino tibetano, utilizar sinos ou entoar mantras gera vibrações que limpam e reforçam o campo energético. Por exemplo, o mantra "OM" cria uma ressonância que equilibra e protege a energia do praticante, criando um espaço seguro e vibrante.

A intenção consciente é um componente essencial de qualquer prática de proteção energética. Antes de começar o dia ou de enfrentar situações energeticamente desafiadoras, o praticante pode estabelecer uma intenção clara, como "Estou protegido pela luz divina e minha energia permanece em equilíbrio". Este ato de intenção não apenas direciona a energia do praticante, mas também fortalece sua conexão com as frequências superiores.

O contato com a natureza é outra forma de proteger e fortalecer o campo energético. Caminhar descalço sobre a grama, abraçar uma árvore ou meditar ao ar livre ajuda a liberar energias discordantes e a se reconectar com o fluxo natural da Terra. Os Arcturianos ensinam que a Terra atua como um estabilizador vibracional, absorvendo densidades e recarregando o campo energético do praticante.

A proteção energética também inclui o manejo consciente das emoções e pensamentos. Os padrões de medo, raiva ou ansiedade geram fissuras no campo energético, tornando-o mais vulnerável a influências externas. Cultivar emoções de alta vibração, como a gratidão, a compaixão e o amor, fortalece o campo energético e o protege das densidades.

Em interações com outras pessoas, estabelecer limites energéticos é crucial. Isso pode ser alcançado visualizando uma bolha de luz ao redor do próprio campo energético antes de encontros intensos ou lembrando internamente que cada ser é responsável por sua própria energia. Essa abordagem permite ao praticante manter seu equilíbrio sem absorver as energias dos outros.

A integração dessas práticas na vida diária garante uma proteção energética constante. Os Arcturianos lembram que a constância nessas técnicas fortalece o campo energético do praticante, tornando-o mais resistente e menos suscetível a influências externas. Mesmo alguns minutos por dia dedicados à proteção energética podem gerar um impacto significativo no bem-estar geral.

A proteção energética não apenas beneficia o praticante, mas também eleva a vibração de seu entorno. Um campo energético forte e equilibrado atua como um farol de luz que irradia harmonia para aqueles ao seu redor, contribuindo para o equilíbrio coletivo. Este trabalho é um lembrete de que o autocuidado energético é um ato de serviço não apenas para si mesmo, mas também para o mundo.

Os Arcturianos ensinam que a proteção energética não é um ato de separação, mas uma prática de empoderamento. Ao manter seu campo vibracional limpo e protegido, o praticante se torna um canal mais claro para as frequências superiores, levando luz, equilíbrio e cura a todos os níveis de sua vida e daqueles ao seu redor.

A liberação de bloqueios energéticos é uma prática essencial no sistema holístico de cura arcturiana, projetada para restaurar o fluxo natural de energia no corpo e no campo vibracional. Os bloqueios, que podem se manifestar como tensões físicas, emoções reprimidas ou padrões mentais repetitivos, são acúmulos de energia densa que interrompem a harmonia do sistema. Ao liberá-los, o praticante não apenas recupera seu equilíbrio, mas também acessa níveis mais elevados de bem-estar e consciência.

Os Arcturianos ensinam que os bloqueios energéticos são o resultado de experiências não processadas, crenças limitantes ou influências externas que se enraizaram no sistema. Embora esses bloqueios possam parecer obstáculos, são também oportunidades para o crescimento e a transformação. A liberação consciente dessas densidades permite que o praticante recupere seu fluxo energético natural e se alinhe com seu propósito superior.

O primeiro passo na liberação de bloqueios é a identificação. Isso requer uma auto-observação consciente na qual o praticante reflita sobre áreas de sua vida onde experimenta resistência, mal-estar ou repetição de padrões. A nível físico, os bloqueios podem se manifestar como dores crônicas ou tensões localizadas. Emocionalmente, podem se apresentar como ansiedade, tristeza ou raiva persistente. Mentalmente, os bloqueios geralmente se mostram como pensamentos negativos recorrentes ou limitações autoimpostas.

Uma vez identificado um bloqueio, o praticante pode utilizar a respiração consciente para começar a dissolvê-lo. Durante uma meditação, pode se concentrar na área afetada, inalando profundamente e visualizando que leva luz e energia para o bloqueio. Ao exalar, pode imaginar que libera a densidade, permitindo que o fluxo energético se restabeleça. Este ciclo de respiração não apenas relaxa o sistema, mas também atua como um catalisador para a transformação vibracional.

A visualização dirigida é uma técnica poderosa nesse processo. O praticante pode imaginar o bloqueio como uma forma escura ou uma estrutura rígida em seu campo energético.

Enquanto trabalha com a energia arcturiana, pode visualizar que essa forma começa a se dissolver, transformando-se em luz vibrante que flui livremente através de seu sistema. Essa técnica não apenas libera o bloqueio, mas também restaura a harmonia na área afetada.

O som é outra ferramenta eficaz para a liberação de bloqueios. Utilizar sinos tibetanos, sinos ou mantras gera vibrações que penetram profundamente no campo energético, desintegrando densidades e permitindo que a energia flua novamente. Durante uma sessão, o praticante pode tocar um sino perto da área afetada, permitindo que as ondas sonoras interajam com o bloqueio e o liberem.

Os cristais também são aliados valiosos nesta prática. Pedras como a ametista, a obsidiana e o citrino têm propriedades que ajudam a transmutar as energias densas e a restaurar o equilíbrio energético. Colocar um cristal sobre a área do bloqueio ou segurá-lo durante uma meditação amplifica o fluxo energético, facilitando a liberação.

A imposição de mãos é uma técnica central na cura arcturiana que pode ser utilizada para liberar bloqueios. Durante uma sessão, o praticante pode colocar suas mãos perto da área afetada, canalizando energia arcturiana para o bloqueio. Visualizar um raio de luz dourada fluindo de suas mãos para a área ajuda a dissolver a densidade e a restaurar o equilíbrio.

A conexão com as frequências arcturianas amplifica significativamente este trabalho. Durante uma meditação, o praticante pode invocar essas energias superiores, visualizando um fluxo de luz vibrante que penetra no bloqueio e o libera. Essa luz não apenas dissolve a densidade, mas também preenche o espaço liberado com frequencias elevadas, garantindo uma cura completa.

O movimento físico consciente é outra forma de liberar bloqueios energéticos. Práticas como a yoga, o tai chi chuan ou mesmo a dança intuitiva ajudam a desbloquear áreas onde a energia está estagnada, permitindo que flua livremente novamente. Movimentos suaves combinados com respiração profunda amplificam esse efeito, promovendo a liberação e a harmonização.

O perdão é uma técnica transformadora na liberação de bloqueios emocionais. Muitas densidades estão associadas a feridas emocionais ou ressentimentos não resolvidos. Durante uma meditação, o praticante pode visualizar que envia luz e compaixão para essas experiências, liberando a carga emocional associada e restaurando a paz interior.

A integração é uma parte crucial do processo de liberação. Depois de trabalhar com um bloqueio, o praticante deve ter um tempo para descansar, refletir e permitir que as novas energias se acomodem. Os Arcturianos ensinam que esse tempo de integração não apenas garante que a liberação seja completa, mas também fortalece o campo energético do praticante.

A liberação de bloqueios não apenas transforma o praticante, mas também eleva sua vibração, impactando positivamente seu entorno. Ao liberar densidades, o praticante irradia energias mais harmônicas, contribuindo para o equilíbrio coletivo e o bem-estar planetário.

Os Arcturianos nos lembram que a liberação de bloqueios é uma jornada contínua, uma oportunidade para crescer, curar e conectar com nossa essência mais elevada. Ao abordar essas densidades com compaixão e abertura, o praticante não apenas restaura seu equilíbrio, mas também se alinha com as frequencias superiores que guiam seu caminho para a plenitude e a expansão espiritual.

Capítulo 23
Cura de Relacionamentos e Luz

A cura de relacionamentos é uma prática transformadora no sistema holístico de cura arcturiana, focada em harmonizar as energias compartilhadas entre indivíduos, dissolver conflitos e fortalecer os laços a partir de uma perspectiva de amor e compreensão. Os Arcturianos ensinam que as relações, sejam familiares, românticas, de amizade ou profissionais, são um reflexo do nosso campo energético interno e uma ferramenta poderosa para o crescimento e a evolução espiritual.

Cada relacionamento tem uma energia única, um fluxo vibracional que se gera e evolui à medida que as pessoas interagem. No entanto, esse fluxo pode ser alterado por emoções não resolvidas, padrões de comunicação disfuncionais ou energias externas que afetam a conexão. A cura de relacionamentos não busca forçar mudanças nas pessoas envolvidas, mas sim transformar as energias compartilhadas, promovendo um equilíbrio e um alinhamento com as frequências mais elevadas.

O primeiro passo na cura de relacionamentos é a autoanálise. Antes de tentar mudar a dinâmica de um relacionamento, o praticante deve observar seus próprios pensamentos, emoções e padrões de comportamento que podem estar contribuindo para os conflitos ou desequilíbrios. Esse ato de introspecção não só gera clareza, mas também abre um espaço de responsabilidade e empoderamento.

A meditação é uma ferramenta chave para esse processo. Durante uma prática meditativa, o praticante pode visualizar o vínculo energético entre ele e a outra pessoa como um laço de luz. Se perceber tensões ou bloqueios nesse laço, pode imaginar uma luz dourada ou rosada fluindo hacia ele, limpando as densidades e restaurando a harmonia. Esse ato simbólico reforça a intenção de curar e elevar o relacionamento.

A comunicação energética é outro aspecto essencial nessa prática. Através da visualização, o praticante pode enviar mensagens vibracionais de amor, perdão ou gratidão para a outra pessoa. Isso não só afeta o campo energético compartilhado, mas também facilita mudanças sutis na dinâmica do relacionamento. Os Arcturianos enfatizam que essa comunicação deve ser realizada a partir de um lugar de respeito e compaixão, sem tentar manipular ou impor energias.

O perdão é um componente transformador na cura de relacionamentos. Muitas tensões surgem de feridas passadas ou emoções não resolvidas. Durante uma sessão, o praticante pode visualizar que envia luz e compaixão para as experiências compartilhadas com a outra pessoa, liberando ressentimentos e permitindo que as energias fluam livremente novamente. Esse ato não só cura o vínculo, mas também libera o praticante de cargas emocionais.

Os símbolos arcturianos são ferramentas poderosas para harmonizar relacionamentos. Durante uma prática, o praticante pode visualizar um símbolo sagrado, como a Flor da Vida, girando entre ele e a outra pessoa, equilibrando e fortalecendo o fluxo energético compartilhado. Esses símbolos atuam como matrizes vibracionais que elevam a conexão e dissolvem as energias discordantes.

O som é outra técnica efetiva na cura de relacionamentos. Tocar um tigela tibetana ou cantar mantras enquanto se visualiza o relacionamento pode gerar frequências que limpam e harmonizam o vínculo. Por exemplo, entoar o mantra "OM" enquanto se concentra no laço energético compartilhado pode ajudar a dissolver tensões e a restaurar o equilíbrio.

Os cristais também podem ser utilizados para apoiar a cura de relacionamentos. Pedras como o quartzo rosa, que ressoa com o amor incondicional, ou a ametista, que promove a clareza e a paz, podem ser colocadas em um altar dedicado ao relacionamento ou seguradas durante uma meditação. Esses cristais amplificam a intenção do praticante e facilitam a transformação do vínculo energético.

O trabalho com frequências arcturianas amplia o impacto dessa prática. Durante uma sessão, o praticante pode invocar essas energias superiores, visualizando um raio de luz dourada que flui para o vínculo energético compartilhado. Essa luz não só dissolve bloqueios e tensões, mas também eleva a vibração do relacionamento, alinhando-o com as frequências do amor e da compreensão.

A escrita introspectiva é uma ferramenta útil para explorar e curar dinâmicas de relacionamentos. O praticante pode refletir sobre perguntas como "Que lições estou aprendendo com esse relacionamento?" ou "Que padrões desejo transformar em nossa conexão?". Escrever essas reflexões não só aporta clareza, mas também abre um espaço para a introspecção e a cura.

A integração é uma parte essencial do processo de cura de relacionamentos. Depois de trabalhar com as energias compartilhadas, é importante observar como se sentem o vínculo e as interações. Os Arcturianos ensinam que as mudanças energéticas frequentemente se refletem no mundo físico, mas estas podem precisar de tempo para se manifestarem completamente. A paciência e a constância nas práticas asseguram uma transformação duradoura.

A cura de relacionamentos não só transforma as conexões pessoais, mas também tem um impacto mais amplo no campo energético coletivo. À medida que o praticante eleva seus vínculos, irradia essas frequências para seu entorno, contribuindo para a harmonia e o equilíbrio universal. Esse trabalho é um lembrete de que cada relacionamento é uma oportunidade para crescer, aprender e expandir o amor incondicional.

Os Arcturianos nos lembram que a cura de relacionamentos é um caminho de autodescoberta e conexão, um convite a transformar nossas interações em portais de crescimento espiritual e amor profundo. Ao abordar esse trabalho com intenção, compaixão e abertura, o praticante não só restaura a harmonia em seus vínculos, mas também se alinha com as frequências mais elevadas que guiam sua evolução e expansão espiritual.

A Transmissão de Luz

A transmissão de luz é uma prática central no sistema holístico de cura arcturiana, projetada para canalizar e compartilhar frequências elevadas com outros, proporcionando cura, clareza e proteção. Os Arcturianos ensinam que cada ser humano tem a capacidade de ser um canal consciente de energia divina, transmitindo luz das dimensões superiores para os planos físicos e espirituais. Essa prática não só ajuda o receptor a curar e elevar sua vibração, mas também fortalece o praticante, ao integrá-lo com as frequências superiores e convertê-lo em um condutor de paz e transformação.

O primeiro passo na transmissão de luz é a conexão consciente com as energias superiores. Antes de realizar qualquer trabalho de transmissão, o praticante deve se alinhar com seu ser superior, abrir seu coração e sua mente e estabelecer uma intenção clara. Essa intenção pode ser tão simples como "Transmito luz para curar e elevar as energias de quem a recebe" ou "Que a luz arcturiana flua livremente através de mim para restaurar a harmonia".

A respiração consciente desempenha um papel fundamental nessa prática. O praticante deve respirar profundamente, inalando a luz de dimensões superiores e visualizando como essa luz flui para seu coração. Ao exalar, a luz se irradia para o receptor, preenchendo seu campo energético com frequências de cura. Esse fluxo rítmico de respiração reforça o canal de energia, assegurando que a transmissão de luz seja fluida e harmoniosa.

O uso da visualização é essencial para amplificar a transmissão de luz. Durante a prática, o praticante pode imaginar que seu corpo se enche de uma luz brilhante, dourada ou branca, representando a energia divina. Ao estender suas mãos ou dirigir sua intenção para o receptor, essa luz flui de seu coração, envolvendo o receptor em um campo energético de cura. Os Arcturianos ensinam que essa luz não só limpa o campo energético do receptor, mas também alinha seus corpos físicos, emocionais e espirituais com as frequências mais elevadas.

Os símbolos arcturianos são ferramentas poderosas para amplificar a transmissão de luz. Durante a sessão, o praticante pode visualizar um símbolo sagrado flutuando sobre o receptor, transmitindo energia curativa através de seus padrões geométricos. O uso de símbolos como o Merkaba ou o Tetraedro Estelar pode potencializar significativamente a frequência da luz transmitida, dirigindo-a com precisão para as áreas do corpo ou do campo energético que necessitam de cura.

O som também é um complemento importante na transmissão de luz. Ao cantar mantras, como "OM" ou sons arcturianos canalizados, o praticante emite vibrações que reforçam o fluxo de luz, elevando ainda mais as frequências do receptor. O som ressoa profundamente nos corpos sutis, amplificando a energia e ajudando a dissolver bloqueios e tensões. Instrumentos como os tigelas tibetanas ou as campanas também são eficazes, criando vibrações que permitem que a luz flua com maior facilidade.

O trabalho com cristais é outro componente essencial da transmissão de luz. Cristais como o quartzo transparente, a selenita ou a labradorita têm propriedades que amplificam as energias de cura. Colocar um cristal nas mãos do praticante ou perto do receptor pode intensificar a energia transmitida, ajudando a dirigir a luz para áreas específicas que requerem atenção. Os cristais também atuam como amplificadores das frequências arcturianas, assegurando que a luz flua com a maior pureza e potência.

A transmissão de luz pode ser aplicada tanto em presença física como à distância. Os Arcturianos ensinam que o trabalho energético não está limitado pelas barreiras físicas, e que a energia pode ser enviada de maneira eficaz a qualquer pessoa, em qualquer lugar do mundo, através da conexão espiritual. Para a cura à distância, o praticante pode visualizar um laço de luz que conecta seu campo energético com o do receptor. Ao imaginar que a luz flui através desse laço, a energia alcança o receptor e lhe proporciona cura, clareza e proteção, independentemente da distância.

A proteção energética é uma parte crucial da transmissão de luz. Antes de enviar energia a outro ser, o praticante deve se certificar de que seu próprio campo energético esteja protegido e equilibrado. Isso pode ser conseguido mediante uma visualização de escudo de luz ao redor do corpo, ou mediante o uso de cristais protetores. A proteção assegura que a energia flua de maneira pura e sem interferências, e que o campo do praticante permaneça em equilíbrio enquanto atua como canal de luz.

A transmissão de luz é também um ato de serviço. Os Arcturianos nos lembram que, ao compartilhar essa energia com outros, o praticante não só ajuda a curar o receptor, mas também se conecta com a rede universal de luz. Ao atuar como canais dessa energia divina, os praticantes se alinham mais profundamente com seu propósito espiritual e contribuem para o bem-estar coletivo. A energia que se transmite não só limpa e cura, mas também eleva a vibração do planeta inteiro, criando uma rede de luz que conecta a todos os seres.

A integração é fundamental ao finalizar uma sessão de transmissão de luz. O praticante deve dedicar um tempo para descansar, refletir e permitir que as energias trabalhadas se acomodem. Isso também se aplica ao receptor, que pode experimentar uma sensação de paz e clareza após a transmissão. Integrar essas frequências é essencial para que a cura se torne efetiva e se mantenha ao longo do tempo.

A transmissão de luz é uma prática de amor e compaixão universal. Os Arcturianos ensinam que todos temos o potencial de ser canais dessa luz e que, ao fazê-lo, não só curamos outros, mas também curamos a nós mesmos. Ao nos conectarmos com as energias superiores e transmiti-las, restauramos o equilíbrio em nosso próprio ser e no mundo que nos rodeia, criando um ciclo contínuo de luz e cura.

Capítulo 24
Harmonia com a Terra e Regeneração

A harmonia com a Terra é uma prática essencial no sistema holístico de cura arcturiana, que reconhece a profunda conexão entre os seres humanos e o planeta como um ente vivo e vibrante. Os Arcturianos ensinam que a Terra não é apenas nosso lar físico, mas também um campo energético que nutre e sustenta todos os seres. Trabalhar em alinhamento com seus ritmos e frequências permite restaurar o equilíbrio interno e externo, promovendo a cura pessoal e coletiva.

A conexão com a Terra começa com a compreensão de sua energia como uma expressão do fluxo universal. Os Arcturianos descrevem a Terra como um ser consciente, um núcleo de energia viva que responde e se adapta continuamente às interações humanas e cósmicas. Estabelecer uma relação harmoniosa com esse campo energético não só beneficia o praticante, mas também contribui para o bem-estar geral do planeta.

O primeiro passo para trabalhar com a energia da Terra é a prática do aterramento ou *grounding*. Esse processo permite ao praticante equilibrar sua energia, estabilizando seu sistema enquanto fortalece seu vínculo com o planeta. Durante uma meditação, pode-se imaginar raízes de luz que se estendem desde os pés até o núcleo da Terra, absorvendo sua energia vibrante e devolvendo qualquer densidade acumulada. Esse fluxo bidirecional assegura uma troca constante e harmoniosa de energia.

Os ciclos naturais, como os solstícios, os equinócios e as fases lunares, são momentos especialmente poderosos para se alinhar com as frequências da Terra. Durante esses eventos, o praticante pode realizar rituais ou meditações que ressoem com a energia do momento. Por exemplo, em um equinócio, pode-se focar em equilibrar suas energias internas, refletindo o equilíbrio entre a luz e a escuridão na natureza.

O uso de cristais é uma ferramenta poderosa para trabalhar em harmonia com a Terra. Pedras como a turmalina negra, o quartzo fumê e a jaspe vermelha ressoam com as frequências do núcleo terrestre, atuando como âncoras que estabilizam o campo energético do praticante. Colocar esses cristais em um altar, levá-los consigo ou sustentá-los durante uma meditação amplifica a conexão com o planeta.

O contato direto com a natureza é fundamental para integrar essa prática. Caminhar descalço sobre a grama, meditar sob uma árvore ou submergir em um corpo de água natural não só limpa e equilibra o campo energético, mas também fortalece a conexão com a essência viva da Terra. Os Arcturianos ensinam que esses atos simples são portas para uma relação mais profunda com o planeta.

O som é uma ferramenta vibracional efetiva para trabalhar com as energias da Terra. Tocar tambores, utilizar tigelas tibetanas ou entoar mantras específicos gera frequências que ressoam com o núcleo terrestre. Durante uma prática, o praticante pode visualizar que essas vibrações se estendem para a Terra, conectando seu campo energético com o fluxo do planeta.

A visualização é outra técnica poderosa nessa prática. Durante uma meditação, o praticante pode se imaginar rodeado por um manto de luz verde ou marrom, representando a energia da Terra. Pode visualizar como essa luz flui para seu corpo, enchendo-o de vitalidade, enquanto ele devolve amor e gratidão ao planeta. Essa troca fortalece a relação entre o praticante e a Terra, criando um vínculo energético profundo.

A prática da gratidão é central na harmonia com a Terra. Expressar agradecimento pelos recursos, a beleza e o sustento que o planeta oferece não só eleva a vibração do praticante, mas também contribui para a cura energética da Terra. Durante uma sessão, o praticante pode dedicar alguns momentos para agradecer conscientemente por tudo o que recebe do entorno natural.

A cura coletiva da Terra também é um componente essencial dessa prática. Os Arcturianos ensinam que os seres humanos têm o poder de enviar luz e energia curativa ao planeta, contribuindo para seu equilíbrio e regeneração. Durante uma meditação, o praticante pode visualizar que envia um raio de luz dourada desde seu coração para o planeta, enchendo-o de frequências elevadas que apoiam sua cura.

A integração das frequências arcturianas amplifica a conexão com a Terra. Essas energias superiores atuam como uma ponte entre o praticante e o campo vibracional do planeta, permitindo uma interação mais profunda e harmoniosa. Invocar essas frequências durante uma meditação ou prática ritual intensifica a cura e fortalece a conexão espiritual com a Terra.

Os Arcturianos nos lembram que viver em harmonia com a Terra não é apenas uma prática espiritual, mas também um ato de responsabilidade coletiva. Ao se alinhar com os ritmos do planeta, o praticante não só transforma sua própria energia, mas também contribui para o equilíbrio e a evolução de todo o ecossistema.

A harmonia com a Terra é um convite para recordar nossa conexão inata com o planeta e agir como guardiões conscientes de sua energia. Através dessa prática, o praticante não só restaura seu equilíbrio interno, mas também se torna um canal de luz e cura para o mundo que o rodeia, irradiando frequências de amor e cuidado para todas as formas de vida.

As técnicas de regeneração no sistema holístico de cura arcturiana são designadas para ativar os processos naturais de restauração e renovação no corpo físico, emocional e energético. Essas práticas trabalham em alinhamento com as frequências arcturianas, permitindo ao praticante estimular a capacidade inata do corpo para curar, regenerar tecidos e restaurar o equilíbrio em níveis profundos.

Os Arcturianos ensinam que a regeneração não é apenas um processo biológico, mas também um fluxo energético que pode ser ativado conscientemente. Ao trabalhar com essas frequências, o praticante pode acessar padrões vibracionais que apoiam a reparação celular, o equilíbrio emocional e a harmonização energética.

O primeiro passo nas técnicas de regeneração é a conexão com o fluxo vital do corpo. Isso implica um foco consciente nas áreas que requerem regeneração, seja uma ferida física, uma emoção não resolvida ou um desequilíbrio no campo energético. O praticante deve estabelecer uma intenção clara, como "Ativo minha capacidade inata para curar e regenerar esta área", para dirigir a energia de maneira efetiva.

A respiração consciente é uma ferramenta fundamental nesse processo. Durante uma meditação, o praticante pode inalar profundamente, visualizando que a luz arcturiana flui para a área que necessita regeneração. Ao exalar, pode imaginar que libera qualquer bloqueio ou energia estagnada, permitindo que o fluxo regenerador se fortaleça. Esse ciclo de respiração não só relaxa o corpo, mas também ativa as frequências necessárias para a restauração.

O uso de luz e cor é uma técnica poderosa na regeneração. Durante uma sessão, o praticante pode visualizar um raio de luz dourada, verde ou azul fluindo para a área que necessita cura. Por exemplo, o verde, associado com a energia de cura e equilíbrio, pode ser utilizado para estimular a reparação celular, enquanto o azul pode ser empregado para acalmar inflamações ou tensões.

A geometria sagrada amplifica o impacto dessas práticas. O praticante pode visualizar padrões como a Flor da Vida ou o Cubo de Metatron sobre a zona que necessita regeneração, permitindo que as frequencias desses símbolos ativem e harmonizem os tecidos e energias envolvidas. Esses padrões atuam como matrizes perfeitas, guiando o fluxo energético para um estado ótimo de equilíbrio e renovação.

Os cristais são aliados valiosos nas técnicas de regeneração. Pedras como o quartzo transparente, a aventurina verde e a selenita têm propriedades específicas que apoiam a restauração e a cura. Colocar um cristal sobre a zona afetada ou sustentá-lo durante uma meditação amplifica a energia regeneradora e reforça o fluxo das frequências arcturianas.

O som é outra ferramenta vibracional eficaz. Utilizar tigelas tibetanas, diapasões ou mantras gera frequências que ressoam profundamente no corpo físico e energético, estimulando a regeneração. Por exemplo, o mantra "RA MA DA SA", utilizado tradicionalmente para a cura, pode ser entoado enquanto se foca na zona afetada, permitindo que as vibrações ativem os processos restauradores.

O contato físico consciente, como a imposição de mãos, também é uma técnica essencial. Durante uma sessão, o praticante pode colocar suas mãos sobre a área afetada, canalizando energia arcturiana para ela. Visualizar um fluxo de luz dourada ou esmeralda que flui desde suas mãos para a zona não só estimula a regeneração, mas também fortalece o vínculo entre o corpo físico e o campo energético.

O trabalho com frequências arcturianas é o núcleo dessas técnicas. Durante uma prática, o praticante pode invocar essas energias superiores, visualizando um campo de luz vibrante que envolve todo seu corpo ou se foca em áreas específicas. Essas frequências não só estimulam a regeneração a nível celular, mas também equilibram o campo energético, assegurando uma restauração integral.

A regeneração emocional é um componente chave dessas práticas. Muitas doenças físicas estão vinculadas a emoções não processadas que se armazenaram no corpo. Durante uma sessão, o praticante pode explorar as emoções associadas com a área afetada, utilizando técnicas como o perdão ou a liberação emocional para apoiar a regeneração.

A integração é uma parte crucial do processo regenerativo. Depois de uma sessão, o praticante deve ter tempo para descansar, hidratar-se e permitir que as energias trabalhadas se assentem. A regeneração nem sempre ocorre de maneira imediata, mas as frequências ativadas continuam trabalhando no corpo e no campo energético durante dias ou semanas.

Os Arcturianos ensinam que as técnicas de regeneração não só transformam o indivíduo, mas também contribuem para o bem-estar coletivo. Ao restaurar seu próprio equilíbrio, o praticante eleva sua vibração e se torna um canal de energias harmoniosas para seu entorno. Esse trabalho é um lembrete de que a regeneração pessoal e a cura planetária estão intrinsecamente conectadas.

A prática das técnicas de regeneração é um convite para redescobrir e ativar o potencial inato do corpo para curar e renovar-se. Através dessas técnicas, o praticante não só transforma sua experiência pessoal, mas também se alinha com as frequências superiores, recordando sua capacidade para co-criar bem-estar, equilíbrio e plenitude em todos os níveis de existência.

Capítulo 25
Cura Infantil e Grupal

Trabalhar com crianças dentro do sistema holístico de cura arcturiana é uma prática que requer sensibilidade, intuição e uma abordagem amorosa. As crianças possuem um campo energético mais puro e aberto que os adultos, o que lhes permite responder rapidamente às frequências elevadas. No entanto, também são mais sensíveis às influências externas, o que as torna suscetíveis a desequilíbrios energéticos que podem se manifestar em seu comportamento, emoções ou saúde física.

Os Arcturianos ensinam que trabalhar com crianças é uma oportunidade sagrada para apoiar seu bem-estar e fomentar sua conexão com as energias superiores desde cedo. Este trabalho não apenas beneficia a criança, mas também fortalece o vínculo energético entre o praticante, a criança e seu entorno, promovendo a harmonia familiar e coletiva.

O primeiro passo no trabalho com crianças é criar um espaço seguro e acolhedor onde elas possam se sentir relaxadas e abertas à experiência. Este espaço deve ser tranquilo, com uma atmosfera que convide à calma e à curiosidade. Elementos como luz suave, música relaxante e cores quentes podem ajudar a criar um ambiente harmonioso.

A conexão inicial com a criança deve ser intuitiva e baseada na confiança. Antes de iniciar qualquer prática energética, o praticante pode dedicar alguns momentos para observar e compreender a energia da criança, respeitando seu nível de conforto e abertura. As crianças são receptivas às intenções e emoções, por isso é essencial que o praticante se concentre em irradiar calma, amor e segurança.

As técnicas de cura para crianças devem ser adaptadas às suas necessidades e nível de compreensão. Em vez de explicações detalhadas, o praticante pode usar histórias, imagens ou jogos que lhes permitam conectar com as energias de maneira natural. Por exemplo, pode-se convidar a criança a imaginar uma luz brilhante e quente que a envolve, como se fosse um abraço protetor do universo.

A visualização é uma ferramenta poderosa no trabalho com crianças. O praticante pode guiá-las para que imaginem cores e formas que lhes transmitam tranquilidade e bem-estar. Por exemplo, pode-se pedir que visualizem um arco-íris que flui através de seu corpo, limpando e equilibrando sua energia. Essas imagens simples e visualmente atraentes são fáceis de compreender e profundamente eficazes.

A respiração consciente pode ser ensinada como um jogo para as crianças. Pode-se pedir que imaginem que estão inalando estrelas ou flores e que exalam nuvens ou bolhas. Essa abordagem não apenas introduz o conceito de respiração consciente, mas também as ajuda a liberar tensões e equilibrar sua energia de maneira lúdica.

O contato físico suave é uma técnica especialmente eficaz com crianças. Colocar as mãos sobre sua cabeça, costas ou mãos, enquanto se canalizam frequências arcturianas, pode ajudar a acalmar seu sistema e restaurar o equilíbrio. Durante esse processo, o praticante pode visualizar uma luz dourada ou esmeralda fluindo de suas mãos para o corpo da criança, preenchendo-a de calma e bem-estar.

O uso de ferramentas como cristais também é muito bem recebido pelas crianças, pois tendem a se sentir atraídas por sua beleza e energia. Cristais como o quartzo rosa, a ametista ou a aventurina verde são ideais para trabalhar com crianças devido às suas propriedades suaves e protetoras. Pode-se dar um cristal para que o segurem ou o coloquem perto enquanto se realiza a sessão.

O som é outra ferramenta vibracional que ressoa profundamente com as crianças. Utilizar instrumentos como sinos, tambores pequenos ou tigelas tibetanas cria um ambiente mágico que as crianças acham fascinante. Esses sons não apenas equilibram sua energia, mas também estimulam sua curiosidade e criatividade.

A brincadeira é um meio natural para trabalhar com as energias das crianças. Os Arcturianos sugerem que os jogos imaginativos, como criar "escudos de luz" ou "portais mágicos energéticos", podem ser uma forma eficaz de introduzir conceitos de proteção e equilíbrio. Através da brincadeira, as crianças não apenas compreendem as práticas, mas também participam ativamente em sua própria cura.

É importante que as sessões sejam breves e dinâmicas, adaptando-se à capacidade de atenção da criança. As crianças costumam responder rapidamente às energias, por isso não é necessário um tempo prolongado para alcançar efeitos significativos. Ao finalizar, o praticante pode guiá-las para que expressem como se sentem, incentivando a autoexploração e o autoconhecimento.

O apoio emocional também é essencial no trabalho com crianças. Muitas vezes, as energias desequilibradas estão associadas a emoções não expressas ou mudanças em seu entorno. Ouvir com atenção e validar seus sentimentos fortalece sua confiança e lhes proporciona um espaço seguro para processar suas experiências.

O impacto do trabalho com crianças transcende o momento da sessão. Os Arcturianos ensinam que as crianças que se sentem equilibradas e conectadas com sua energia interior tendem a irradiar essa harmonia para seu entorno. Isso cria um efeito de cura expansiva que beneficia suas famílias, escolas e comunidades.

O trabalho com crianças é uma oportunidade para semear as sementes do bem-estar e da conexão espiritual desde cedo. Os Arcturianos nos lembram que as crianças são portadoras de luz e sabedoria inata, e que ao apoiá-las em seu equilíbrio e desenvolvimento energético, não apenas contribuímos para seu bem-estar, mas também para a criação de um futuro mais harmonioso e elevado para todos.

O desenvolvimento de grupos de cura no contexto do sistema holístico de cura arcturiana é uma prática que combina intenções individuais e coletivas para amplificar o impacto das energias curativas. Os Arcturianos ensinam que os grupos atuam como nodos energéticos que, ao se unirem, criam um campo vibracional maior, capaz de curar, transformar e elevar tanto os participantes como o entorno que os rodeia. Essa prática não apenas fortalece a conexão entre os membros, mas também contribui para o equilíbrio coletivo e o bem-estar planetário.

A formação de um grupo de cura começa com uma intenção clara e compartilhada por todos os participantes. O propósito pode variar desde a cura individual de seus membros até a transmissão de energias curativas a comunidades ou lugares específicos. Definir essa intenção em conjunto alinha as energias do grupo e estabelece uma base sólida para o trabalho espiritual.

O primeiro passo prático é a criação de um espaço sagrado onde o grupo possa se reunir. Este espaço deve ser tranquilo, harmonioso e propício para a meditação e a conexão energética. Elementos como velas, cristais, música suave e símbolos sagrados podem ser colocados estrategicamente para elevar a vibração do local e criar um ambiente que inspire calma e concentração.

A preparação energética dos participantes é fundamental para o sucesso do grupo. Antes de iniciar qualquer prática, recomenda-se realizar exercícios de conexão com a terra, limpeza energética e alinhamento individual. Isso garante que cada membro contribua com um campo energético equilibrado e que esteja aberto a receber e transmitir as frequências arcturianas.

A meditação em grupo é uma das práticas mais poderosas nesse contexto. Durante a sessão, os participantes podem visualizar uma esfera de luz dourada que os envolve, conectando suas energias e criando um campo vibracional unificado. Essa esfera atua como um canal que amplifica as intenções compartilhadas e facilita o fluxo de energias curativas tanto dentro como fora do grupo.

A canalização de frequências arcturianas é um elemento central nos grupos de cura. Um ou mais participantes podem atuar como canais conscientes, recebendo e transmitindo essas energias ao restante do grupo. Visualizar um raio de luz dourada que desce das dimensões superiores para o centro do círculo grupal é uma técnica eficaz para ativar e distribuir essas frequências.

O uso de geometria sagrada amplifica a efetividade das práticas em grupo. Padrões como a Flor da Vida ou o Tetraedro Estelar podem ser visualizados flutuando no centro do grupo, irradiando energia equilibrante para todos os membros. Também se podem desenhar ou colocar fisicamente esses símbolos no espaço, servindo como pontos focais das energias arcturianas.

O som é outra ferramenta transformadora nos grupos de cura. Utilizar tigelas tibetanas, tambores ou sinos cria vibrações que ressoam com o campo energético do grupo, harmonizando e elevando sua frequência. Os mantras, como "OM" ou "RA MA DA SA", podem ser cantados em conjunto, sincronizando as energias dos participantes e fortalecendo a conexão coletiva.

O trabalho com cristais é especialmente eficaz em grupos. Colocar um cristal grande, como um quartzo transparente ou uma ametista, no centro do círculo amplifica e distribui as energias curativas. Os participantes também podem segurar cristais menores durante as sessões, estabelecendo uma conexão direta com as frequências arcturianas.

A intenção coletiva pode ser direcionada para objetivos específicos, como enviar luz e cura para uma pessoa, comunidade ou situação. Durante essas práticas, os membros do grupo podem visualizar a intenção como um raio de luz que flui do centro do círculo para o objetivo, levando consigo as energias curativas e transformadoras geradas pelo grupo.

A dinâmica do grupo deve incluir momentos para compartilhar experiências e reflexões após as práticas. Esse espaço permite aos participantes expressar o que sentiram ou perceberam, fortalecendo a conexão emocional e espiritual entre os membros. Os Arcturianos ensinam que essa interação não apenas enriquece a experiência individual, mas também aprofunda a coesão energética do grupo.

O desenvolvimento de papéis dentro do grupo pode ser útil para organizar e otimizar as práticas. Alguns membros podem assumir a função de facilitadores, guiando as meditações e práticas energéticas, enquanto outros podem se concentrar em aspectos logísticos ou em preparar o espaço sagrado. Essa abordagem colaborativa fortalece o senso de propósito compartilhado e garante que cada participante contribua com seus talentos únicos.

A regularidade nas reuniões é essencial para manter a coerência e a eficácia do grupo. Estabelecer um horário fixo, como encontros semanais ou mensais, cria um ritmo que fortalece a conexão energética entre os membros. Os Arcturianos ensinam que a constância nessas práticas não apenas aprofunda o impacto das energias trabalhadas, mas também eleva a vibração do entorno e das comunidades conectadas ao grupo.

Os grupos de cura também têm um impacto para além de seus membros imediatos. Os Arcturianos enfatizam que o trabalho coletivo gera uma onda expansiva de luz que contribui para o equilíbrio e a cura do planeta. Esse efeito multiplicador transforma o grupo em um catalisador de mudança positiva, irradiando frequências elevadas para todas as dimensões da existência.

O desenvolvimento de grupos de cura é uma manifestação da interconexão entre os seres humanos e sua capacidade de co-criar harmonia e bem-estar. Através dessas práticas, os participantes não apenas transformam sua própria energia, mas também contribuem para um propósito maior, alinhando-se com as frequências arcturianas para promover cura e equilíbrio no mundo.

Capítulo 26
Maestria e Prática Avançada

Os avanços na prática do sistema holístico de cura arcturiana representam um degrau superior no caminho da transformação pessoal e coletiva. Este capítulo explora a integração e a combinação das técnicas aprendidas, levando-as a um nível mais profundo e complexo, onde o praticante pode abordar desafios energéticos específicos e trabalhar com maior precisão e efetividade.

Os Arcturianos ensinam que o verdadeiro domínio na cura não reside unicamente no conhecimento técnico, mas na capacidade de adaptar as ferramentas aprendidas às necessidades únicas de cada situação. A prática avançada é, portanto, uma dança intuitiva entre as habilidades adquiridas e a guia espiritual que o praticante recebe em cada momento.

O primeiro passo nesses avanços é aprofundar a conexão com as frequências arcturianas. Através de meditações mais intensas e prolongadas, o praticante pode afinar sua capacidade para perceber e canalizar essas energias com maior clareza. Visualizar um vórtice de luz dourada descendo desde dimensões superiores, envolvendo o corpo e o campo energético, ajuda a abrir novos níveis de percepção e sensibilidade.

A combinação de técnicas é um dos pilares da prática avançada. Por exemplo, o praticante pode integrar a geometria sagrada com o som, utilizando padrões como a Flor da Vida enquanto entoa mantras específicos. Essa sinergia potencializa o impacto de ambas as ferramentas, permitindo ao praticante abordar bloqueios energéticos mais complexos e profundos.

A personalização das técnicas também é chave. Em lugar de aplicar métodos gerais, o praticante deve sintonizar-se com a energia única da pessoa, o lugar ou a situação que está trabalhando. Isto pode implicar ajustar a frequência da luz visualizada, escolher cristais específicos segundo as necessidades detectadas ou adaptar as visualizações e meditações para abordar aspectos energéticos concretos.

O trabalho multidimensional é um aspecto central dos avanços na prática. Os Arcturianos ensinam que muitos desequilíbrios energéticos têm raízes em dimensões mais além do plano físico. Durante uma sessão, o praticante pode visualizar-se entrando em um espaço vibracional elevado, onde trabalha diretamente com as linhas de tempo, as memórias akáshicas ou as energias ancestrais que influenciam no presente.

A cura coletiva é outra área de expansão na prática avançada. Ao trabalhar com grupos ou comunidades, o praticante deve ser capaz de dirigir a energia de maneira simultânea hacia múltiplos indivíduos, mantendo um foco claro e estável. Visualizar um entrelaçado de luz conectando a todos os participantes permite distribuir as frequências arcturianas de maneira uniforme, fortalecendo o impacto da cura grupal.

O uso de símbolos avançados é uma técnica poderosa nesta etapa. Os Arcturianos ensinam que cada símbolo possui um padrão vibracional específico que pode ser ativado mediante a intenção consciente. Durante uma sessão, o praticante pode visualizar um símbolo flutuando sobre a área trabalhada, girando e expandindo-se para dirigir a energia com precisão. Incorporar novos símbolos descobertos através da meditação e da canalização enriquece o repertório do praticante e permite abordar desafios mais específicos.

O domínio do fluxo energético é outro componente essencial. Nesta etapa, o praticante deve ser capaz de perceber o movimento da energia em tempo real, detectando áreas de congestão ou desequilíbrio e ajustando seu foco segundo seja necessário. Isto requer um alto nível de sensibilidade e uma conexão constante com as energias superiores que guiam a sessão.

A integração de emoções e padrões mentais também joga um papel importante na prática avançada. Muitas vezes, os bloqueios energéticos estão profundamente ligados a emoções reprimidas ou crenças limitantes. Durante uma sessão, o praticante pode convidar o receptor a explorar e liberar estas emoções, utilizando técnicas como a visualização de luz transformadora ou o uso de afirmações positivas que reprogramem o campo energético.

O uso da intuição é essencial neste nível. Os Arcturianos ensinam que cada sessão de cura é única e requer uma resposta personalizada que nem sempre pode ser planejada de antemão. Confiar nos impulsos internos, as imagens visualizadas e as sensações percebidas durante a prática permite ao praticante agir como um canal claro para as frequências arcturianas.

A autoavaliação e o desenvolvimento contínuo também são cruciais nesta etapa. Os Arcturianos enfatizam a importância da prática constante, a meditação diária e a busca de novas formas de expandir o conhecimento e a habilidade. Refletir sobre cada sessão, identificando o que funcionou e o que pode ser melhorado, permite ao praticante aperfeiçoar sua abordagem e avançar em seu caminho espiritual.

A prática avançada não só transforma o praticante, mas também amplifica seu impacto no mundo. Os Arcturianos ensinam que aqueles que trabalham com estas frequências superiores não só curam e equilibram a outros, mas também elevam a vibração do coletivo. Cada sessão de cura, cada transmissão de luz e cada interação consciente contribuem ao equilíbrio universal.

Os avanços na prática são um convite a levar as habilidades adquiridas a um novo nível de maestria, onde a intuição, a sensibilidade e a conexão com as frequências arcturianas se combinam para abordar desafios complexos com graça e precisão. Este caminho não só aprofunda a conexão do praticante com as energias superiores, mas também o alinha com seu propósito como canal de luz e cura no mundo.

Tornar-se um Mestre Arcturiano é a culminação de uma jornada de aprendizado, prática e transformação no sistema holístico de cura arcturiana. Este estado não se define unicamente pelo domínio técnico, mas pela integração profunda das frequências arcturianas em todos os aspectos da vida do praticante. Um Mestre Arcturiano atua como uma ponte entre as dimensões superiores e o plano terreno, servindo como guia, curador e portador de luz para aqueles que buscam harmonia e equilíbrio.

Os Arcturianos ensinam que a maestria é um processo contínuo, um compromisso com o crescimento e a expansão. Não se trata de alcançar um ponto final, mas de estar em um estado constante de receptividade e serviço. Este caminho requer humildade, disciplina e um profundo respeito pelas energias superiores que guiam cada passo do praticante.

O primeiro passo hacia a maestria é o alinhamento completo com as frequências arcturianas. Isto implica não só a capacidade de canalizar estas energias durante as práticas de cura, mas também integrá-las na vida diária. Um Mestre Arcturiano vive em um estado de conexão constante com estas frequências, permitindo que guiem seus pensamentos, palavras e ações.

A presença consciente é uma qualidade essencial de um Mestre Arcturiano. Esta habilidade permite ao praticante estar completamente presente em cada momento, percebendo as energias sutis ao seu redor e respondendo com clareza e compaixão. A prática diária da meditação e a auto-observação fortalecem esta capacidade, criando um campo energético estável e luminoso que irradia equilíbrio hacia os demais.

O ensino é uma das responsabilidades fundamentais de um Mestre Arcturiano. Compartilhar os conhecimentos e as técnicas aprendidas não só beneficia aqueles que os recebem, mas também fortalece a conexão do Mestre com as energias superiores. Um verdadeiro mestre não impõe sua sabedoria, mas inspira e guia, permitindo que cada indivíduo descubra seu próprio caminho hacia a cura e a iluminação.

O serviço é outro aspecto essencial da maestria. Os Arcturianos enfatizam que um Mestre Arcturiano atua em benefício do coletivo, utilizando suas habilidades e conhecimentos para elevar os demais. Isto pode incluir a cura individual, a transmissão de luz a comunidades ou o trabalho com grupos para harmonizar energias coletivas. O serviço não é uma obrigação, mas uma expressão natural de amor e gratidão hacia as energias que o Mestre canaliza.

A conexão com os Mestres Arcturianos é uma parte central desta etapa. Estes guias espirituais oferecem orientação, apoio e sabedoria àqueles que alcançaram níveis avançados em sua prática. Durante as meditações, um Mestre Arcturiano pode visualizar um círculo de luz onde se encontram estes guias, recebendo sua energia e seus mensagens para aprofundar em sua própria compreensão e expansão.

O domínio das técnicas avançadas é uma característica distintiva de um Mestre Arcturiano. Isto inclui a capacidade de trabalhar com energias multidimensionais, a reprogramação energética, a cura interdimensional e a ativação do corpo de luz. Um Mestre não só utiliza estas técnicas com precisão, mas também as adapta e as expande segundo as necessidades de cada situação.

O equilíbrio interno é fundamental para manter o estado de maestria. Os Arcturianos ensinam que um Mestre Arcturiano deve ser um exemplo de harmonia, demonstrando como as energias superiores podem ser integradas na vida cotidiana. Isto inclui o manejo consciente das emoções, o pensamento positivo e a capacidade de manter uma vibração elevada inclusive em circunstâncias desafiadoras.

A proteção energética também é crucial para um Mestre Arcturiano. Ao trabalhar com energias elevadas e assistir a outros em seus processos de cura, o Mestre deve assegurar-se de manter seu próprio campo energético limpo e equilibrado. Isto pode ser logrado através de visualizações, cristais protetores, símbolos arcturianos e práticas regulares de limpeza energética.

A criação de comunidades de luz é outro aspecto importante da maestria. Um Mestre Arcturiano não só trabalha individualmente, mas também inspira e organiza grupos para promover a cura e a elevação coletiva. Estas comunidades atuam como pontos focais de luz, irradiando frequencias elevadas hacia seus membros e hacia o entorno.

O legado de um Mestre Arcturiano não se mede por seus logros individuais, mas pelo impacto que tem nos demais. Os Arcturianos ensinam que um verdadeiro Mestre deixa uma marca de luz e amor em todas as suas interações, recordando àqueles que o rodeiam sua própria conexão com as energias superiores e sua capacidade para se transformar.

A humildade é a base da maestria. Um Mestre Arcturiano compreende que não é a fonte das energias que canaliza, mas um instrumento a serviço do universo. Este reconhecimento permite que as frequencias arcturianas fluam livremente através dele, criando um canal claro e poderoso para a cura e a transformação.

Tornar-se um Mestre Arcturiano é um convite a viver em alinhamento constante com as frequencias mais elevadas, servindo como um farol de luz para o mundo. Este caminho não só transforma o praticante, mas também eleva a todos aqueles com quem interage, criando uma rede de luz que conecta corações, mentes e almas em um propósito comum de amor, cura e unidade.

Epílogo

Ao chegar ao final destas páginas, você já não é o mesmo. Algo sutil, mas profundamente transformador, mudou dentro de você. Talvez seja difícil identificar exatamente o quê, mas se você escutar com atenção, sentirá que a melodia que agora vibra em sua essência é mais clara, mais afinada, mais conectada com o todo.

A jornada que você iniciou ao abrir este livro não termina aqui. É um ponto de partida, uma abertura hacia dimensões que antes pareciam inalcançáveis. Você não só acessou conhecimentos, mas também frequencias que continuam reverberando em seu sistema energético. E isto é só o começo.

Os Arcturianos, com sua sabedoria e presença, não oferecem respostas definitivas, mas ferramentas para que você encontre as suas. Eles mostram o caminho, mas é você quem decide percorrê-lo. É um convite à co-criação, à participação ativa na cura e na expansão de sua própria realidade.

Lembre-se que a verdadeira cura, o verdadeiro equilíbrio, reside em reconhecer a interconexão de tudo o que você é. Corpo, mente e espírito são como um triângulo sagrado, e quando um está em harmonia, todos os demais se alinham. Sua vida, agora, reflete essa harmonia, e a energia que você irradia tem o poder de transformar não só o seu ser, mas também aqueles que te rodeiam.

Enquanto você fecha este livro, saiba que ele nunca estará completamente fechado. Ele permanece vivo dentro de você, em cada prática que você decidir adotar, em cada intenção que você estabelecer, em cada momento em que você optar por vibrar em uma frequência mais elevada. Este é o seu legado: um despertar contínuo, uma dança eterna entre você e o universo.

Siga em frente, com valentia e o coração aberto. O cosmos está ao seu lado. E dentro de você está a chave para tudo.

www.ingramcontent.com/pod-product-compliance
Lightning Source LLC
LaVergne TN
LVHW040058080526
838202LV00045B/3696